U0325126

# 内科常见病治疗与康复

NEIKE CHANGJIANBING ZHILIAO YU KANGFU

■ 主编 杨斌 徐磊 董倩倩 史学亮

上海交通大学 出版社
SHANGHAI JIAO TONG UNIVERSITY PRESS

**内容提要**

本书主要讲解了呼吸内科疾病、心内科疾病、消化内科疾病、内分泌科疾病，首先简要介绍了这些疾病的病因、发病机制、病理生理等基础知识，重点介绍了临床表现、实验室检查、诊断方法、鉴别诊断、治疗原则及预后等与临床实际工作联系紧密的知识。本书内容全面翔实、重点突出，具有实用性、系统性、科学性。希望本书能对培养内科医师良好的诊疗思维能力有所帮助。

**图书在版编目（CIP）数据**

内科常见病治疗与康复/杨斌等主编. --上海：
上海交通大学出版社，2023.12
　　ISBN 978-7-313-29553-8

　　Ⅰ．①内… Ⅱ．①杨… Ⅲ．①内科－常见病－诊疗②
内科－常见病－康复 Ⅳ．①R5

　　中国国家版本馆CIP数据核字（2023）第185848号

**内科常见病治疗与康复**
NEIKE CHANGJIANBING ZHILIAO YU KANGFU

主　　编：杨　斌　徐　磊　董倩倩　史学亮
出版发行：上海交通大学出版社　　　　　　地　　址：上海市番禺路951号
邮政编码：200030　　　　　　　　　　　　电　　话：021-64071208
印　　制：广东虎彩云印刷有限公司
开　　本：710mm×1000mm　1/16　　　　　经　　销：全国新华书店
字　　数：200千字　　　　　　　　　　　　印　　张：11.5
版　　次：2023年12月第1版　　　　　　　　插　　页：2
书　　号：ISBN 978-7-313-29553-8　　　　　印　　次：2023年12月第1次印刷
定　　价：198.00元

# 前言

　　内科学是研究疾病的病因、诊断、治疗和预后的学科,在临床医学中占有极其重要的位置,是临床四大学科之一。近年来,随着对疾病病因和发病机制认识的不断深入,内科学得到了突破性进展,疾病诊断、治疗和预防方法得到较大改善。此外,循证医学、整合医学等也对临床内科学产生了巨大的影响,使得新理念和新方法不断涌现。为了全面总结先进的学术思想和丰富的临床经验,系统整理内科常见病的诊治方法,反映现代内科学发展的新成就,我们特组织专家精心编写了《内科常见病治疗与康复》一书,旨在规范临床内科疾病诊治工作流程。

　　本书以影响我国人民健康较为严重的常见病、多发病为重点。在内容编写上,力求做到更新、更精、更深,注重培养年轻医师独立分析问题、解决问题的临床思维能力;在诊治方案中,应用循证医学的观点,融入了有证据的、国际公认的临床诊治指南和决策分析方面的知识;在康复措施上,尽可能做到了全面、实用、可操作性强;在言而有据的前提下,尽可能反映所涉及领域的最新成果。内容主要讲解了呼吸内科疾病、心内科疾病、消化内科疾病、内分泌科疾病,首先简要介绍了这些疾病的病因、发病机制、病理生理等基础知识,重点介绍了临床表现、实验室检查、诊断方法、鉴别诊断、治疗原则及预后等与临床实际工作联系紧密的知识。本书重点突出,层次清晰,具有实用性、系统性、科学性。希望本书能对培养内科医师良好的诊疗思维能力有所帮助。

在临床上，由于患者个体差异和现代医学的迅速发展，以及诊断技术和治疗方法的不断变化，本书提供的资料仅供参考，要根据患者的实际病情具体分析诊疗策略。

本书从酝酿筹备、制订大纲、写出样稿、完成初稿、统审定稿，历时数月。编者以高度的事业心、责任感，以及求实、创新的精神编成本书。但由于编写经验有限，可能存在遗漏或不当之处，恳望广大读者见谅，并望批评指正。

《内科常见病治疗与康复》编委会
2023 年 2 月

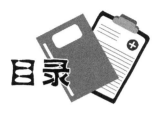

目录

# 第一章

# 绪　论

## 第一节　现代内科学的发展

### 一、疾病谱演变

20 世纪上半叶之前,威胁人类生命的最主要疾病是传染病。历史上曾出现多次鼠疫、霍乱等急性重大传染病大流行,其传染性强、流行面广、迅速致命的特点曾造成亿万人死亡。慢性传染病如疟疾、结核等也给人类造成了持续、巨大的生命和财产损失。因此,早期内科学面临的是以传染病占主要地位的疾病模式。随着医学的不断进步,针对传染病的预防和治疗手段层出不穷,各种疫苗、抗生素以及化学药物的出现使大部分传染病得到了控制甚至于 1979 年宣布天花在全球范围内被消灭。虽然传染病在一定程度上得到了有效防控,但新的全球健康问题随之而来,那就是与社会和自然环境变迁、人类寿命延长、生活水平提高、不良生活方式以及心理行为密切相关的心脑血管疾病、恶性肿瘤以及其他慢性病。世界卫生组织(WHO)公布的数据显示,2012 年全世界估计 5 600 万人死亡,其中 68％由非传染病导致,比 2000 年的 60％升高了 8％,4 类主要非传染病分别为心血管疾病、肿瘤、糖尿病以及慢性肺部疾病;从具体病种来看,目前全球范围造成死亡的三大最主要疾病依次是缺血性心脏病、脑卒中以及慢性阻塞性肺疾病。因此,与慢性非传染病的斗争成为当前医学以及内科学的首要任务。

然而,过去十余年来先后有严重急性呼吸综合征(SARS)、人感染禽流感、埃博拉病毒、寨卡病毒等在全球或者局部地区暴发流行,艾滋病、结核病等仍然位列当前全球致死主要病因之列,这都给我们的卫生工作敲响警钟:尽管全球疾病谱已转变为慢性非传染病占主要地位,但是对传染病的防控工作仍不能放松,而且还要不断加强。面对这些挑战,内科学仍然任重而道远。

## 二、医学模式的变迁

医学模式是医学发展和实践活动中逐渐形成的观察和处理医学领域相关问题的基本思想和基本方法,是人们看待和研究医学问题时所遵循的总的原则,反映了特定时期人们认识健康和疾病及其相互关系的哲学观点,影响着这一时期整体医学工作的思维和行为方式。伴随科技文化的不断发展以及疾病谱的演变,医学模式也发生了深刻变化。从远古时代到 20 世纪 70 年代以前,人类先后经历了神灵主义的医学模式、自然哲学的医学模式、机械论的医学模式以及生物医学模式。

生物医学模式极大促进了现代医学的发展,使人们对疾病的认识愈加深入,对疾病的预防和治疗更加有效。但是,这一模式本身的缺陷也不断暴露,尤其是"心身二元论"的观点使人们忽视了人的生理、心理以及诸多社会环境因素之间的关系和影响,致使诸多疾病仅从生物学角度难以解释,单纯依靠生物学手段也难以达到理想疗效。在此背景下,美国 George L.Engel 教授于 1977 年在《科学》杂志撰文,评价了传统生物医学模式的局限性,提出应该用"生物-心理-社会医学模式"取代生物医学模式,标志着医学模式发展进入新纪元。在生物-心理-社会医学模式中看待健康与疾病问题,既要考虑患者自身的生物学特性,还要充分考虑有关的心理因素及社会环境的影响;医疗工作从以疾病为主导转变为以健康为主导,从以医疗机构为基础转变为以社会为基础,从主要依靠医护人员和医学科技转变为需要全社会、多学科共同参与;卫生保健不仅面向个体更要面向群体,疾病防治的重点不仅是躯体疾病,也要重视与心理、社会和环境因素密切相关的疾病。新的医学模式的提出和建立使医疗工作发生了从局部到全身、从个体到群体、从医病到医人、从生物医学到生物-心理-社会整体医学的跨越,这对包括内科学在内的整个医学领域的发展都具有重要的理论和指导意义。

内科学作为医学的重要部分,临床工作中已经充分展现了生物-心理-社会医学模式的影响。例如,部分心血管病患者可能容易合并精神心理方面的问题,应激、焦虑等又会增加心血管事件的发生,因此在对待心血管病患者时,除了检查患者的心脏,还要注意了解其心理。消化性溃疡的发生也被认为与心理和社会因素密切相关,在临床药物治疗的基础上辅以适当的心理疏导和社会支持,可能取得更好的疗效。我们处在科学、技术、思想不断变革的时代,可以预见,未来的医学模式也不会一成不变,医师应该始终保持发展的眼光,并不断探寻每一个时期最合适的医学模式。

### 三、生命科学、临床流行病学的发展对内科学的促进作用

在过去的数十年,得益于生命科学的飞跃以及临床流行病学的创立、发展,我们对人类自身生命本质的认识,对疾病发生、发展规律的理解,对疾病预防、诊断和治疗手段的探索,都在不断进步。

基础医学研究的进步使越来越多内科疾病的病因和发病机制得到阐明,进而丰富了治疗手段。例如,心脏重构和神经内分泌系统不适当激活机制的发现使人们对心力衰竭的认识不止停留在血流动力学异常的层面,进而大大促进了血管紧张素转化酶抑制剂、β受体阻滞剂等药物在心力衰竭中的应用,使射血分数降低的心力衰竭患者的预后得到了一定程度的改善;幽门螺杆菌(Hp)与消化性溃疡关系的阐明也是内科疾病病因与机制研究取得突破的典型案例,根除幽门螺杆菌也成为当下消化性溃疡治疗方案的重点;分子生物学的发展也使对异常血红蛋白病的认识从过去的遗传病发展到现在的血红蛋白分子病,同时也使血红蛋白病的产前和基因诊断得以在临床实施。

在内科疾病诊断技术的发展中,细胞和分子生物学扮演了重要角色。高效液相层析、放射免疫和免疫放射测量、酶学检查技术、酶联免疫吸附测定、聚合酶链反应、生物芯片等技术的建立,使测定体液或组织中的微量物质、免疫抗体、微生物 DNA 或 RNA 等成为可能,大大提高了疾病诊断的敏感度和特异度。例如,高敏肌钙蛋白的测定使急性心肌梗死的诊断时间大大缩短,血乙型肝炎病毒 DNA 载量的测定为慢性乙型肝炎的治疗提供了重要参考等。医学、生命科学与物理学、化学、数学、机械工程等多学科交叉研究促成了多排螺旋计算断层扫描(CT)、磁共振成像(MRI)、正电子发射断层成像(PET)等辅助检查技术的开发和应用,使疾病的影像诊断条件发生了翻天覆地的改变,尤其是 PET 及正电子发射计算机体层显像(PET-CT)的问世,使肿瘤性疾病和部分心脑血管疾病在解剖和功能层面得到早期、快速、全面、准确的诊断,具有重大的临床意义。在细胞分子水平上针对致癌位点(特定蛋白或基因)设计的分子靶向治疗使肿瘤化学药物治疗(简称化疗)具有了更强的针对性和更好的效果,反映了肿瘤治疗理念的根本性转变,开创了肿瘤药物治疗的新局面,在内科药物治疗史上具有划时代的意义。新近问世的 CRISPR-Cas9 基因编辑技术不但对生命科学研究中各种动物模型的构建提供了极大便利,而且医师和科学家也开始尝试将这种最新的技术应用到人类疾病的诊治中。

启动于 1990 年、由多国科学家合作开展、被誉为生命科学"登月计划"的人类基因组计划(human genome project,HGP)是一项里程碑式的工作。通过长达 13 年的探索,HGP 测序了人类基因组 30 亿碱基对,为探索生命奥秘迈出了重要一步。借助 HGP 的成果,我们可以了解基因如何在决定人类生长、发育、衰老、患病中发挥作用,从基因水平发现或者更深入认识一批遗传性疾病或与遗传有关的疾病,使基因诊断、基因治疗以及基于基因组信息的疾病识别、人群预防、危险因素干预等成为现实。作为 DNA 双螺旋结构提出者(之一)以及 HGP 主要领导者的 James D.Watson 教授于 2015 年在《自然》杂志撰文回顾 HGP 以及大生物学过去的 25 年,认为 HGP 不仅大力推动了生物医学研究的发展,还开启了科学探索的新途径,HGP 迄今仍在不断启发新的大规模医学与生命科学项目的探索,来源于 HGP 的六条重要经验在其中起到了重要作用,这些经验包括:通力合作、数据分享最大化、有计划地分析数据、优先发展技术、追踪研究进展带来的社会影响、大胆而灵活。这些经验对于当下内科学相关研究的开展同样值得借鉴。

与生命科学类似,临床流行病学的建立和发展也极大改变了内科学的面貌。临床流行病学于 20 世纪 70 年代开始兴起,是建立在临床医学基础上的一门关于临床研究的设计、测量和评价的方法学,以患病群体为研究对象,将流行病学、统计学、临床经济学以及医学社会学的原理和方法结合在一起探索疾病的病因、诊断、治疗和预后的规律。临床流行病学的发展反映了当代医学模式的转变,也促进了临床决策的科学化。医疗活动是一个不断决策的过程。既往医师决策主要依靠个人经验,但是经验决策的局限在于容易以偏概全和过于主观。例如,心脏科医师曾经一直认为 β 受体阻滞剂具有负性肌力作用而将其禁用于慢性心力衰竭的治疗,这种片面的认识直到 20 世纪 90 年代末 3 个经典的临床试验结果相继公布才被扭转,因为这 3 项大规模的研究一致证实 β 受体阻滞剂能够降低慢性心力衰竭患者的死亡率。这看似有悖常理的结论改变了慢性心力衰竭治疗的历史,β 受体阻滞剂作为能够明确改善心力衰竭患者预后的药物被写入国内外指南,成为以临床流行病学和循证医学为基础的"科学决策"代替"经验决策"的经典案例。所谓科学的临床决策,就是为了解决临床诊疗过程中遇到的各种问题,根据国内外医学科学的最新进展,在充分评价不同诊断或治疗方案的风险和收益之后做出对患者相对获益更多的选择。这其中蕴含了循证医学的概念。21 世纪的临床医学被认为是循证医学的时代,"任何医疗干预都应建立在新近最佳科学研究结果的基础上"这一核心思想已经深入人心,各种指南文件在疾病的诊疗中开始发挥巨大作用。需要注意的是,在临床实践中医师的个人经验并非不再重要,而是要与科学证据结合起来以使患者得到最佳的诊治。

### 四、微创、介入理念和技术为内科学带来的变革

内科学发展至今,已经不再是单纯依靠药物的传统学科,介入技术、内镜技术等掀开了"微创内科学"崭新的一页,其以创伤小、疗效好、风险低、康复快等优点,快速发展为与药物治疗、外科手术并驾齐驱的三大治疗手段之一,越来越多的内科疾病在微创手段的干预下得到了理想的诊断和治疗。心血管内科是成功运用微创介入诊疗技术的典范。1929 年德国 Werner Forssmann 医师在 X 线透视下通过自己的肘部静脉亲手成功将导管置入右心房,从此拉开了介入心脏病学时代的序幕,他也因为这一创举荣获 1956 年诺贝尔生理学与医学奖。之后,介入心脏病学蓬勃发展:1977 年进行了世界首例经皮冠状动脉成形术,1986 年开展了世界首例冠状动脉支架植入术,2002 年药物洗脱支架应用于临床,2006 年完全可降解支架问世;此外,心律失常射频消融术、心脏起搏器植入术、先天性心脏病介入封堵术也都已广泛开展。当下,心脏介入治疗已经进入了后冠脉介入时代,新的技术不断涌现,包括经皮心脏瓣膜介入治疗、经皮左心耳封堵术、经皮左心室重建术、经皮肾动脉交感神经消融术等。心血管微创介入技术的发展解决了诸多既往单靠药物难以解决的临床问题,甚至某些外科认为的手术禁区,如今也可以尝试利用内科介入技术使难题迎刃而解。

此外,呼吸内科、消化内科等也都已经广泛开展微创诊疗。例如,纤维支气管镜在呼吸系统领域的应用已不再限于肺癌的诊断,在肺部感染、肺不张、弥漫性肺疾病及呼吸急诊中也得到广泛应用;支气管内超声将支气管镜与超声系统相结合弥补了肉眼的不足。消化内科内镜技术飞速发展,经历了硬式内镜、纤维内镜到目前的电子内镜 3 个阶段,在消化系统疾病的诊治中发挥了重要作用。微创介入理念和技术的兴起、发展是现代内科学变革的一个缩影,可以预见未来这仍将是内科学发展的重要方向。

## 第二节　内科学机遇和挑战

### 一、转化医学、整合医学的兴起给内科学带来新的机遇

过去半个多世纪,生命科学发展迅速,解答了人类关于自身的诸多不解,政

府在政策和经济上的鼓励和资助在其中起到了重要的支撑作用。20世纪末,美国国立卫生研究院每年支出的研究经费就高达200多亿美元。但是,生命科学和基础医学的飞跃,与疾病得到解决之间仍然存在巨大的沟壑,如何将实验室中尖端的科研成果转变为临床上疾病诊治的工具,成为新时期医师和科学家需要着重研究的问题。在这个背景下,转化医学的概念应运而生。转化医学并不是狭义的单一学科,而是一种理念、一个平台,重点在于从临床到实验室、再从实验室到临床,强调实验室科研成果的临床转化,联合基础医学研究者、医师、企业甚至政府,利用来源于临床的问题促进实验室更深入全面解析疾病,并进一步帮助实验室研究成果转化为临床应用的产品与技术,最终目的是促进基础研究、提高医疗水平、解决健康问题。药物研发、分子诊断、医疗器械、生物标志物、样本库等都属于转化医学的范畴。尽管转化医学的概念近十几年才提出,但是转化医学的思想和行为由来已久。例如,从20世纪20年代加拿大Frederick Grant Banting教授发现胰岛素,到20世纪50年代英国Frederick Sanger教授确定了胰岛素的完整氨基酸序列结构,到20世纪60年代我国科学家在世界上首次人工合成牛胰岛素,再到当前多种胰岛素制剂在临床糖尿病治疗上的广泛应用,胰岛素近百年的发展史其实也是践行转化医学的一个缩影。在坚持医学基础研究的同时,注重研究成果的临床转化,这是对新时期医学以及内科学的要求,同时也带来了学科发展的新机遇。

当前医学处在专科化的时期,内科学、外科学等都细化成诸多专科。专科化使疾病的诊疗越来越精细,但是也带来很多局限性,医师往往只看到"病",不能看到"人";只关注某一个器官,忽视了人的整体性。古人云"天下大势,分久必合,合久必分",在内科学的实践中,我们也应该重视"分中有合、合中有分",使专科化与整体性和谐并存,这也是整体整合医学(简称整合医学)的观点。整合医学指在理念上实现医学整体和局部的统一,在策略上以患者为核心,在实践上将各种防治手段有机融合。它将医学各领域最先进的知识理论和临床各专科最有效的实践经验有机结合,并根据社会、环境、心理等因素进行调整,使之成为更加适合人体健康和疾病防治的新的医学体系。医学模式由最初的神灵主义变迁为今天的生物-心理-社会医学模式,经历的其实也是"整体-局部-整体"的过程,整合医学也是新的医学模式的要求。内科学的临床实践也需要整合医学思想的指导,不但实现内科学各专科之间相互交流、协作诊治,还要注重与外科、心理医学科等其他学科的沟通合作。目前很多医院已经在开展的多学科综合诊疗的模式(MDT)其实也是顺应整合医学潮流而产生的新的工作模式。从广义上讲,整合医学强调的是整体观、整合观和医学观,要求的是将生物因素、社会环境因素、心理因素整合,将最先进的科学发现、科学证据与最有效的临床经验整合,将自然科学的思维方式与医学哲学的思考方式整合。具体地讲,是把数据证据还原成事实,把认识共识提升成经验,把技术艺术凝练成医术,然后在事实、经验、医术这个层面反复实践,实践出真知,最后不断形成新的医学知识体系。整合医学不是一种实体医学,而是一种认识论、方法学,通过整合医学可以不断形成或完善新的医学知识体系。由于自然在变,社会在变,医学对人体的认识在积累,人类对健康的需求在增加,所以整合医学或医学整合是一个永恒的主题。整合医学的兴起和发展对内科学提出了新的要求,也必将会促进内科学的发展。

**二、信息化、大数据与精准医疗背景下的内科学**

处在信息时代的今天,信息化、网络化、数字化已经渗透到医学的各个领域,使传统医学的理论、思想、方法和模式发生了极大转变,为医学的发展不断注入新的内容与活力。当下我们的日常医疗活动中到处都有网络和信息技术的身影,包括移动医疗、远程医疗、电子病历、医疗信息数据平台、智能可穿戴医疗产品、信息化服务等,信息化、数字化武装下的医学和内科学的发展比以往任何一个历史阶段都迅速。同时不容忽视的是,在网络和信息技术的影响下内科学面临的挑战和机遇并存。我们应该注意到信息和技术资源享有的地域性差异导致的医疗资源分配不均和医疗质量参差不齐,注意到医学信息与网络环境的污染问题以及由虚假医学信息传播导致的社会问题,注意到网络化和信息化带来的医学伦理问题等。

互联网、云计算、超强生物传感器、基因测序等创造性技术喷涌而出,我们已不可避免地身处"大数据"时代。从人类文明萌芽到公元 2003 年,整个人类文明记录在案的数据量一共有 5 EB。而今天,全世界两天就能产生 5 EB 的新增数据。生物与医学领域可能是下一轮更大的数据海啸发源地。例如,每位接受基因测序的人将产生约 2 400 亿字节的数据,截至 2011 年,已有 3 000～10 000 人接受了完整 DNA 测序,随着测量费用的走低,愿意接受 DNA 测序的人群会飞速增长,随之基因数据库的容量将呈指数级增长。再如,越来越多的人佩戴可穿戴医疗设备,持续发送个体生理数据,他们通过移动终端互动、下达指令、发送照片、在线视频甚至预约诊疗,这些活动的同时产生了大量的数据。同时环境中也存在智慧网络,交通、气候、水、能源等被实时监测,并不断被上传至云数据端。

这些来源多样、类型繁多、容量巨大、具有潜在价值的数据群称为"大数据"。大数据好似"未来的石油",不加以挖掘利用,则永远沉睡于地下,但如果掌握了有效技术对它们进行开发,大数据将变得价值连城。在医学的方方面面,包括临床研究分析、临床决策制订、疾病转归预测、个体化治疗、医疗质量管控等,大数据的分析和应用都将发挥巨大的作用。大数据时代医师的日常诊疗已伴随产生大量患者信息数据,如果与他们的基因组学和其他个人资料相结合,利用信息分析技术,完全可以产生具有相当价值的医学信息,甚至可以部分替代传统的医学研究模式。

与大数据相对应的是"精准医学计划"。大数据的特点是全部数据,而非随机取样;反映的是宏观大体方向,缺乏适当的微观精确度;庞大繁杂的数据之间更多的是相关关系,而不是科学研究中更喜欢的因果关系。在这种背景下,西方和我国都开始倡导实施精准医学计划,旨在大数据时代注重个体化医学研究,强调依据个人信息(如基因信息)为肿瘤以及其他疾病患者制订个体医疗方案。狭义的精准医学指"按照基因匹配治疗方法",而广义的精准医学则可以认为是"集合现代科技手段与传统医学方法,科学认知人体功能和疾病本质,以最有效、最安全、最经济的医疗服务获取个体和社会健康效益最大化的新型医疗"。

精准医疗第一步是精准诊断。采集患者的个人情况、临床信息、生物样本,再通过基因测序、遗传学分析,进一步收集患者分子层面信息。除了传统的DNA、RNA、染色体检测,目前还不断出现新型基因组学标志物,包括表达谱、小RNA、表观遗传修饰、全基因组 DNA 序列、全外显子组 DNA 序列、蛋白质组、代谢组检测等。这些标志物深入不同维度,反映不同层面组学信息,帮助科研人员和临床医师更全面、深入、精确定位疾病的组学缺陷。第二步是精准治疗。对患者所有信息进行整合并分析,制订符合个体的治疗方案。尤其在分子层面,针对疾病的基因突变靶标,给予针对性治疗药物进行"精确打击"。精准医疗,在一定程度上可以理解为更为精确的个体化治疗,其在内科学的各个专业领域都是适合的,例如,肿瘤性疾病的基因诊断和靶向治疗,心血管疾病患者抗栓治疗前相关基因检测以及针对性选择药物等。虽然精准医学概念提出的时间并不长,但是国家已经在政策层面给予了高度重视和支持,以此为契机,内科学各学科可以探索适合自身的精准之路,在大数据时代做到有的放矢,为个体化的患者带来个体化的诊治策略与受益。

# 第二章
# 内科疾病常见症状与体征

## 第一节 发 热

### 一、概述

正常人体的体温在体温调节中枢的控制下,人体的产热和散热处于动态平衡之中,维持人体的体温在相对恒定的范围之内,腋窝下所测的体温为 36～37 ℃;口腔中舌下所测的体温为 36.3～37.2 ℃;肛门内所测的体温为 36.50～37.7 ℃。在生理状态下,不同的个体、不同的时间和不同的环境,人体体温会有所不同。①不同个体间的体温有差异:儿童由于代谢率较高,体温可比成年人高;老年人代谢率低,体温比成年人低。②同一个体体温在不同时间有差异:正常情况下,人体体温在早晨较低,下午较高;妇女体温在排卵期和妊娠期较高,月经期较低。③不同环境下的体温亦有差异:运动、进餐、情绪激动和高温环境下工作时体温较高,低温环境下工作时体温较低。在病理状态下,人体产热增多,散热减少,体温超过正常时,就称为发热。发热持续时间在 2 周以内为急性发热,超过 2 周为慢性发热。

#### (一)病因

引起发热的病因很多,按有无病原体侵入人体分为感染性发热和非感染性发热两大类。

1.感染性发热

各种病原体侵入人体后引起的发热称为感染性发热。引起感染性发热的病原体有细菌、病毒、支原体、立克次体、真菌、螺旋体及寄生虫。病原体侵入机体后可引起相应的疾病,不论急性还是慢性、局限性还是全身性均可引起发热。病原体及其代谢产物或炎性渗出物等外源性致热原,在体内作用致热原细胞如中性粒细胞、单核细胞及巨噬细胞等,使其产生并释放白细胞介素-1、干扰素、肿瘤坏死因子和炎症蛋白-1等而引起发热。感染性发热占发热病因的 $50\%\sim60\%$。

2.非感染性发热

由病原体以外的其他病因引起的发热称为非感染性发热。常见于以下原因。

(1)吸收热:由于组织坏死,组织蛋白分解和坏死组织吸收引起的发热称为吸收热。①物理和机械因素损伤:大面积烧伤、内脏出血、创伤、大手术后,骨折和热射病等。②血液系统疾病:白血病、恶性淋巴瘤、恶性组织细胞病、骨髓增生异常综合征、多发性骨髓瘤、急性溶血和血型不合输血等。③肿瘤性疾病:各种恶性肿瘤。④血栓栓塞性疾病:静脉血栓形成,如静脉、股静脉和髓静脉血栓形成。动脉血栓形成,如心肌梗死、脑动脉栓塞、肠系膜动脉栓塞和四肢动脉栓塞等。微循环血栓形成,如溶血性尿毒综合征和血栓性血小板减少性紫癜。

(2)变态反应性发热:变态反应产生时形成外源性致热原抗原抗体复合物,激活了致热原细胞,使其产生并释放白细胞介素-1、干扰素、肿瘤坏死因子和炎症蛋白-1等引起的发热。如风湿热、药物热、血清病和结缔组织病等。

(3)中枢性发热:有些致热因素不通过内源性致热原而直接损害体温调节中枢,使体温调定点上移后发出调节冲动,造成产热大于散热,体温升高,称为中枢性发热。①物理因素:如中暑等。②化学因素:如重度安眠药中毒等。③机械因素:如颅内出血和颅内肿瘤细胞浸润等。④功能性因素:如自主神经功能紊乱和感染后低热。

(4)其他:如甲状腺功能亢进症、脱水等。

发热都是由于致热因素的作用使人体产生的热量超过散发的热量,引起体温升高超过正常范围。

**(二)发生机制**

1.外源性致热原的摄入

各种致病的微生物或它们的毒素、抗原抗体复合物、淋巴因子、某些致炎物质(如尿酸盐结晶和硅酸盐结晶)、某些类固醇、肽聚糖和多核苷酸等外源性致热原多数是大分子物质,侵入人体后不能通过血-脑屏障作用于体温调节中枢,但可通过激活血液中的致热原细胞产生白细胞介素-1等。白细胞介素-1等的产生:在各种外源性致热原侵入人体内后,能激活血液中的中性粒细胞,单核-巨噬细胞和嗜酸性粒细胞等,产生白细胞介素-1,干扰素、肿瘤坏死因子和炎症蛋白-1。其中研究最多的是白细胞介素-1。

2.白细胞介素-1 的作用部位

(1)脑组织:白细胞介素-1 可能通过下丘脑终板血管器(此处血管为有孔毛细血管)的毛细血管进入脑组织。

(2)POAH 神经元:白细胞介素-1 亦有可能通过下丘脑终板血管器毛细血管到达血管外间隙(即血-脑屏障外侧)的 POAH 神经元。

3.发热的产生

白细胞介素-1 作用于 POAH 神经元或在脑组织内再通过中枢介质引起体温调定点上移,体温调节中枢再对体温重新调节,发出调节命令,一方面可能通过垂体内分泌系统使代谢增加和域通过运动神经系统使骨骼肌阵缩(即寒战),引起产热增加;另一方面通过交感神经系统使皮肤血管和立毛肌收缩,排汗停止,散热减少。这几方面作用使人体产生的热量超过散发的热量,体温升高,引起发热,一直达到体温调定点的新的平衡点。

**二、发热的诊断**

**(一)发热的程度诊断**

(1)低热:人体的体温超过正常,但低于 38 ℃。

(2)中度热:人体的体温为 38.1～39 ℃。

(3)高热:人体的体温为 39.1～41 ℃。

(4)过高热:人体的体温超过 41 ℃。

**(二)发热的分期诊断**

1.体温上升期

此期为白细胞介素-1 作用于 POAH 神经元或在脑组织内再通过中枢介质引起体温调定点上移,体温调节中枢对体温重新调节,发出调节命令,可通过代谢增加,骨骼肌阵缩(寒战),使产热增加;皮肤血管和立毛肌收缩,使散热减少。因此产热超过散热使体温升高。体温升高的方式有骤升和缓升两种。

(1)骤升型:人体的体温在数小时内达到高热或以上,常伴有寒战。

(2)缓升型:人体的体温逐渐上升在几天内达高峰。

2.高热期

此期为人体的体温达到高峰后的时期,体温调定点已达到新的平衡。

3.体温下降期

此期由于病因已被清除,体温调定点逐渐降到正常,散热超过产热,体温逐渐恢复正常。与体温升高的方式相对应的有两种体温降低的方式。

(1)骤降型:人体的体温在数小时内降到正常,常伴有大汗。

(2)缓降型:人体的体温在几天内逐渐下降到正常。体温骤升和骤降的发热常见疟疾、大叶性肺炎、急性肾盂肾炎和输液反应。体温缓升缓降的发热常见于伤寒和结核。

**(三)发热的分类诊断**

1.急性发热

发热的时间在两周以内为急性发热。

2.慢性发热

发热的时间超过两周为慢性发热。

**(四)发热的热型诊断**

把不同时间测得的体温数值分别记录在体温单上,将不同时间测得的体温数值按顺序连接起来,形成体温曲线,这些曲线的形态称热型。

1.稽留热

人体的体温维持在高热和以上水平达几天或几周。常见大叶性肺炎和伤寒高热期。

2.弛张热

人体的体温在一天内都在正常水平以上,但波动范围在 2 ℃以上。常见化脓性感染,风湿热,败血症等。

3.间歇热

人体的体温骤升到高峰后维持几小时,再迅速降到正常,无热的间歇时间持续一到数天,反复出现。常见于疟疾和急性肾盂肾炎等。

4.波状热

人体的体温缓升到高热后持续几天后,再缓降到正常,持续几天后再缓升到高热,反复多次。常见于布鲁杆菌病。

5.回归热

人体的体温骤升到高热后持续几天后,再骤降到正常,持续几天后在骤升到高热,反复数次。常见恶性淋巴瘤和部分恶性组织细胞病等。

6.不规则热

人体的体温可高可低,无规律性。常见于结核病,风湿热等。

### 三、发热的诊断方法

#### (一)详细询问病史

1.现病史

(1)起病情况和患病时间:发热的急骤和缓慢,发热持续时间。急性发热常见细菌、病毒、肺炎支原体、立克次体、真菌、螺旋体及寄生虫感染。其他有结缔组织病、急性白血病、药物热等。长期发热的原因,除中枢性原因外,还可包括以下四大类:①感染是长期发热最常见的原因,常见于伤寒、副伤寒、亚急性感染性心内膜炎、败血症、结核病、阿米巴肝病、黑热病、急性血吸虫病等。在各种感染中,结核病是主要原因之一,特别是某些肺外结核,如深部淋巴结结核、肝结核。②造血系统的新陈代谢率较高,有病理改变时易引起发热,如非白血性白血病、深部恶性淋巴瘤、恶性组织细胞病等。③结缔组织疾病如播散性红斑狼疮、结节性多动脉炎、风湿热等疾病,可成为长期发热的疾病。④恶性肿瘤增长迅速,当肿瘤组织崩溃或附加感染时则可引起长期发热,如肝癌、结肠癌等早期常易漏诊。

(2)病因和诱因:常见的有流行性感冒、其他病毒性上呼吸道感染、急性病毒性肝炎、流行性乙型脑炎、脊髓灰质炎、传染性单核细胞增多症、流行性出血热、森林脑炎、传染性淋巴细胞增多症、麻疹、风疹、流行性腮腺炎、水痘、肺炎支原体肺炎、肾盂肾炎、胸膜炎、心包炎、腹膜炎、血栓性静脉炎、丹毒、伤寒、副伤寒、亚急性感染性心内膜炎、败血症、结核病、阿米巴肝病、黑热病、急性血吸虫病、钩端螺旋体病、疟疾、阿米巴肝病、急性血吸虫病、丝虫病、旋毛虫病、风湿热。药热、血清病、系统性红斑狼疮、皮肌炎、结节性多动脉炎、急性胰腺炎、急性溶血、急性心肌梗死、脏器梗死或血栓形成,体腔积血或血肿形成,大面积烧伤,白血病、恶性淋巴瘤、癌、肉瘤、恶性组织细胞病、痛风发作、甲状腺危象、重度脱水、热射病、脑出血、白塞病、高温下工作等。

(3)伴随症状:有寒战、结膜充血、口唇疱疹、肝脾大、淋巴结肿大、出血、关节肿痛、皮疹和昏迷等。发热的伴随症状越多,越有利于诊断或鉴别诊断,所以应尽量询问和采集发热的全部伴随症状。寒战常见于大叶肺炎、败血症、急性胆囊炎、急性肾盂肾炎、流行性脑脊髓膜炎、疟疾、钩端螺旋体病、药物热、急性溶血或输血反应等。结膜充血多见于麻疹、咽结膜热、流行性出血热、斑疹伤寒、钩端螺旋体病等。口唇单纯疱疹多出现于急性发热性疾病,如大叶肺炎、流行性脑脊髓膜炎、间日疟、流行性感冒等。淋巴结肿大见于传染性单核细胞增多症、风疹、淋巴结结核、局灶性化脓性感染、丝虫病、白血病、淋巴瘤、转移癌等。

肝脾大常见于传染性单核细胞增多症、病毒性肝炎、肝及胆管感染、布鲁杆菌病、疟疾、结缔组织病、白血病、淋巴瘤及黑热病、急性血吸虫病等。出血可见于重症感染及某些急性传染病,如流行性出血热、病毒性肝炎、斑疹伤寒、败血症等。也可见于某些血液病,如急性白血病、重型再生障碍性贫血、恶性组织细胞病等。关节肿痛常见于败血症、猩红热、布鲁杆菌病、风湿热、结缔组织病、痛风等。皮疹常见于麻疹、猩红热、风疹、水痘、斑疹伤寒、风湿热、结缔组织病、药物热等。昏迷发生在发热之后者常见于流行性乙型脑炎、斑疹伤寒、流行性脑脊髓膜炎、中毒性菌痢、中暑等;昏迷发生在发热前者见于脑出血、巴比妥类中毒等。

2.既往史和个人史

如过去曾患的疾病、有无外伤、做过何种手术、预防接种史和过敏史等。个人经历:如居住地、职业、旅游史和接触感染史等。职业:如工种、劳动环境等。发病地区及季节,对传染病与寄生虫病特别重要。某些寄生虫病如血吸虫病、黑热病、丝虫病等有严格的地区性。斑疹伤寒、回归热、白喉、流行性脑脊髓膜炎等流行于冬春季节;伤寒、乙型脑炎、脊髓灰质炎则流行于夏秋;钩端螺旋体病的流行常见于夏收与秋收季节。麻疹、猩红热、伤寒等急性传染病病愈后常有较牢固的免疫力,第二次发病的可能性甚少。中毒型菌痢、食物中毒的患者发病前多有进食不洁饮食史;疟疾、病毒性肝炎可通过输血传染。阿米巴肝病可有慢性痢疾病史。

**(二)仔细全面体检**

(1)记录体温曲线:每天记录 4 次体温以此判断热型。

(2)细致、精确、规范、全面和有重点的体格检查。

**(三)准确的实验室检查**

1.常规检查

包括三大常规(即血常规、尿常规和大便常规)、血沉和肺部 X 线片。

2.细菌学检查

可根据病情取血、骨髓、尿、胆汁、大便和脓液进行培养。

**(四)针对性的特殊检查**

1.骨髓穿刺和骨髓活检

对血液系统的肿瘤和骨髓转移癌有诊断意义。

2.免疫学检查

免疫球蛋白电泳、类风湿因子、抗核抗体、抗双链 DNA 抗体等。

3.影像学检查

如超声波、电子计算机 X 线体层扫描(CT)和磁共振成像(MRI)下摄像仪检查。

4.淋巴结活检

对淋巴组织增生性疾病的确诊有诊断价值。

5.诊断性探查术

对经过以上检查仍不能诊断的腹腔内肿块可慎重采用。

## 四、鉴别诊断

### (一)急性发热

急性发热指发热在 2 周以内者。病因主要是感染,其局部定位症状常出现在发热之后。准确的实验室检查和针对性的特殊检查对鉴别诊断有很大的价值。如果发热缺乏定位,白细胞计数不高或减低难以确定诊断的大多为病毒感染。

### (二)慢性发热

**1.长期发热**

长期发热指中高度发热超过 2 周以上者。常见的病因有 4 类:即感染、结缔组织疾病、肿瘤和恶性血液病。其中以感染多见。

(1)感染:常见的原因有伤寒、副伤寒、结核、败血症、肝脓肿、慢性胆囊炎、感染性心内膜炎、急性血吸虫病、传染性单核细胞增多症、黑热病等。

感染所致发热的特点:①常伴畏寒和寒战。②白细胞数 $>10\times10^9$/L、中性粒细胞 $>80\%$、杆状核粒细胞 $>5\%$,常为非结核感染。③病原学和血清学的检查可获得阳性结果。④抗生素治疗有效。

(2)结缔组织疾病:常见的原因有系统性红斑狼疮、风湿热、皮肌炎、贝赫切特综合征、结节性多动脉炎等。

结缔组织疾病所致发热的特点:①多发于生育期的妇女。②多器官受累、表现多样。③血清中有高滴度的自身抗体。④抗生素治疗无效且易过敏。⑤水杨酸或肾上腺皮质激素治疗有效。

(3)肿瘤:常见各种恶性肿瘤和转移性肿瘤。肿瘤所致发热的特点:无寒战、抗生素治疗无效、伴进行性消瘦和贫血。

(4)恶性血液病:常见于恶性淋巴瘤和恶性组织细胞病。恶性血液病所致发热的特点:常伴于肝脾大、全血细胞计数减少和进行性衰竭,抗生素治疗无效。

2.慢性低热

慢性低热指低度发热超过3周以上者,常见的病因有器质性和功能性低热。

(1)器质性低热:①感染,常见的病因有结核、慢性泌尿系统感染、牙周脓肿、鼻旁窦炎、前列腺炎和盆腔炎等。注意进行有关的实验室检查和针对性的特殊检查对鉴别诊断有很大的价值。②非感染性发热,常见的病因有结缔组织疾病和甲亢,凭借自身抗体的检查有助于诊断。

(2)功能性低热:①感染后低热,急性传染病等引起高热在治愈后,由于体温调节中枢的功能未恢复正常,低热可持续数周,反复的体检和实验室检查未见异常。②自主神经功能紊乱,多见于年轻女性,一天内体温波动不超过 0.5 ℃,体力活动后体温不升反降,常伴颜面潮红、心悸、手颤、失眠等。并排除其他原因引起的低热后才能诊断。

# 第二节　胸　　痛

胸痛主要由胸部疾病引起,少数由其他部位的病变所致,心血管系统疾病是胸痛的常见原因,但其他部位的疾病亦可引起胸痛症状,如肝脓肿等。因痛阈个体差异性大,胸痛的程度与原发疾病的病情轻重并不完全一致。

## 一、病因

### (一)胸壁疾病

肋软骨炎、带状疱疹、流行性肌炎、颈胸椎疾病、胸部外伤、肋间神经痛和肋骨转移瘤。

### (二)呼吸系统疾病

胸膜炎、肺炎、支气管肺癌和气胸。

### (三)纵隔疾病

急性纵隔炎、纵隔肿瘤、纵隔气肿。

### (四)心血管疾病

心绞痛、心肌梗死、心包炎、胸主动脉瘤、肺栓塞和夹层动脉瘤等。

### (五)消化系统疾病

食管炎、胃十二指肠溃疡、胆囊炎、胰腺炎等。

### (六)膈肌疾病

膈疝、膈下脓肿。

### (七)其他

骨髓瘤、白血病胸骨浸润、心脏神经官能症等。

## 二、临床表现

### (一)发病年龄

青壮年胸痛,应注意结核性胸膜炎、自发性气胸、心肌炎、心肌病、风湿性心瓣膜病;年龄在 40 岁以上患者还应注意心绞痛、心肌梗死与肺癌。

### (二)胸痛部位

(1)局部有压痛,炎症性疾病,尚伴有局部红、肿、热表现。

(2)带状疱疹是成簇水疱沿一侧肋间神经分布伴剧痛,疱疹不越过体表中线。

(3)非化脓性肋骨软骨炎多侵犯第1~2肋软骨,对称或非对称性,呈单个或多个肿胀隆起,局部皮色正常,有压痛,咳嗽、深呼吸或上肢大幅度活动时疼痛加重。

(4)食管及纵隔病变,胸痛多位于胸骨后,进食或吞咽时加重。

(5)心绞痛和心肌梗死的疼痛多在心前区与胸骨后或剑突下,疼痛常放射至左肩、左臂内侧,达环指与小指,亦可放射于左颈与面颊部,患者误认为牙痛。

(6)夹层动脉瘤疼痛位于胸背部,向下放射至下腹、腰部及两侧腹股沟和下肢。

(7)自发性气胸、胸膜炎和肺梗死的胸痛多位于患侧腋前线与腋中线附近,后二者如累及肺底、膈胸膜,则疼痛也可放射于同侧肩部。肺尖部肺癌(肺上沟癌、Pancoast 综合征)以肩部、腋下痛为主,疼痛向上肢内侧放射。

### (三)胸痛性质

(1)带状疱疹呈刀割样痛或灼痛,剧烈难忍。

(2)食管炎则为烧灼痛。

(3)心绞痛呈绞窄性并有重压窒息感。

(4)心肌梗死则疼痛更为剧烈并有恐惧、濒死感。

(5)纤维素性胸膜炎常呈尖锐刺痛或撕裂痛。

(6)肺癌常为胸部闷痛,而 Pancoast 综合征则呈火灼样痛,夜间尤甚。

(7)夹层动脉瘤为突然发生胸背部难忍撕裂样剧痛。

(8)肺梗死亦为突然剧烈刺痛或绞痛。常伴呼吸困难及发绀。

**(四)持续时间**

(1)平滑肌痉挛或血管狭窄缺血所致疼痛为阵发性。

(2)炎症、肿瘤、栓塞或梗死所致疼痛呈持续性。如心绞痛发作时间短暂,而心肌梗死疼痛持续时间很长且不易缓解。

**(五)影响胸痛因素**

影响胸痛因素包括诱因、加重与缓解。劳累、体力活动、精神紧张可诱发心绞痛发作,休息、含服硝酸甘油或硝酸异山梨酯,可使心绞痛缓解,而对心肌梗死疼痛则无效。胸膜炎和心包炎的胸痛则可因深呼吸和咳嗽而加剧。反流性食管炎的胸骨后灼痛,饱餐后出现,仰卧或俯卧位加重,服用抗酸剂和促动力药多潘立酮或西沙必利后可减轻或消失

**三、胸痛伴随症状**

(1)胸痛伴吞咽困难或咽下痛者,提示食管疾病,如反流性食管炎。

(2)胸痛伴呼吸困难者,提示较大范围病变,如大叶性肺炎、自发性气胸、渗出性胸膜炎和肺栓塞等。

(3)胸痛伴面色苍白、大汗、血压下降或休克表现时,多考虑心肌梗死、夹层动脉瘤、主动脉窦瘤破裂和大块肺栓塞等。

# 第三节　心　悸

**一、概述**

心悸是人们主观感觉心跳或心慌,患者主诉心脏像擂鼓样,心脏停搏,心慌

不稳等,常伴心前区不适,是由心率过快或过缓、心律不齐、心肌收缩力增加或神经敏感性增高等因素引起。一般健康人仅在剧烈运动、神经过度紧张或高度兴奋时才会有心悸的感觉,神经官能症或处于焦虑状态的患者即使没有心律失常或器质性心脏病,也常以心悸为主诉而就诊,而某些患器质性心脏病者或出现频发性期前收缩,甚至心房颤动而并不感觉心悸。

### 二、诊断

#### (一)临床表现

由于心律失常引起的心悸,在检查患者的当时心律失常不一定存在,因此务必让患者详细陈述发病的缓急、病程的长短;发生心悸当时的主观症状,如有无心脏活动过强、过快、过慢、不规则的感觉;持续性或阵发性;是否伴有意识改变;周围循环状态如四肢发冷、面色苍白及发作持续时间等;有无多食、怕热、易出汗、消瘦等;心悸发作的诱因与体位、体力活动、精神状态及麻黄碱、胰岛素等药物的关系。体检重点检查有无心脏疾病的体征,如心脏杂音、心脏扩大及心律改变,有无血压增高、脉压增宽、动脉枪击音、水冲脉等高动力循环的表现,注意甲状腺是否肿大、有无突眼、震颤、杂音及有无贫血的体征。

#### (二)辅助检查

为明确有无心律失常存在及其性质应做心电图检查,如常规心电图未发现异常,可根据患者情况予以适当运动(如仰卧起坐、蹲踞活动)或做 24 小时动态心电图检查,怀疑冠心病、心肌炎者给予运动负荷试验,阳性检出率较高,如高度怀疑有恶性室性心律失常者,应做连续心电图监测。如怀疑有甲状腺功能亢进症、低血糖或嗜铬细胞瘤时可进行相关的实验室检查。

### 三、鉴别诊断

心悸的鉴别需明确其为心脏原发性节律紊乱引起还是继发循环系统以外的疾病所致,进一步需确定其为功能性还是器质性疾病导致的心悸。

#### (一)心律失常

1.期前收缩

期前收缩为心悸最常见的病因。不少正常人可因期前收缩的发生而以心悸就诊,心突然"悬空""下沉"或"停顿"感是期前收缩的特征。此种感觉不但与代偿间歇的长短有关,且往往与期前收缩后的心搏出量有关。心脏病患者发生期前收缩的机会更多,心肌梗死患者如期前收缩发生在前一心搏的 T 波上,特别容易引起室性心动过速或心室颤动,应及时处理。听诊可发现心跳不规则,第一心音增强,第二心音减弱或消失,以后有一较长的代偿间歇,桡动脉搏动减弱,甚或消失,形成脉搏短细。

2.阵发性心动过速

阵发性心动过速是一种阵发性规则而快速的异位心律,具有突发突止的特点,发作时间长短不一,心率在160～220/分钟,大多数阵发性室上性心动过速是由折返机制引起,多无器质性心脏病,心动过速发作可由情绪激动、突然用力、疲劳或饱餐所致,亦可无明显诱因出现心悸、心前区不适、精神不安等,严重者可出现血压下降、头晕、乏力甚至心绞痛。室性心动过速最常发生于冠心病,尤其是发生过心肌梗死有室壁瘤的患者及心功能较差者;也可见于其他心脏病甚至无心脏病的患者。阵发性室上性心动过速和室性心动过速心电图不难鉴别,但宽QRS波室上性心动过速有时与室速难以区分,必要时可做心脏电生理检查。

3.心房颤动

心房颤动亦为常见心悸原因之一,特别是初发又未经治疗而心率快速者。多发生在器质性心脏病基础上。由于心房活动不协调,失去有效收缩力,加以快而不规则心室节律使心室舒张期缩短,心室充盈不足,因而心排血量不足,常可诱发心力衰竭。体征主要是心律完全不规则,输出量甚少的心搏可引起脉搏短细,心率越快,脉搏短细越显著。心电图检查示窦性 P 波消失,出现细小而形态不一的心房颤动波,心室率绝对不齐则可明确诊断。

**(二)心外因素性心悸**

1.贫血

常见病因和诱因有钩虫病、溃疡病、痔、月经过多、产后出血、外伤出血等。心悸因心率代偿性增快所致,头晕、眼花、乏力、皮肤黏膜苍白,为贫血疾病的共性,贫血纠正,心悸好转。各种贫血有其特有的临床表现:可有皮肤黏膜出血、上腹部压痛、消瘦、产后出血等。血常规、血小板计数、网织红细胞计数、红细胞比容、外周血及骨髓涂片、粪检寄生虫卵等可资鉴别。

2.甲状腺功能亢进症

以 20～40 岁女性多见。甲状腺激素分泌过多,兴奋和刺激心脏,心悸因代谢亢进心率增快引起,稍活动,心悸明显加剧,伴手震颤、怕热、多汗、失眠、易激动、食欲亢进、消瘦;甲状腺弥漫性肿大;有细震颤和血管杂音;眼球突出,持续性心动过速。实验室检查甲状腺摄碘率升高,甲状腺抑制试验阴性,血 $T_3$、$T_4$ 升高,基础代谢率升高等。

**3.休克**

由于全身组织灌注不足,微循环血流减少,致使心率增快,出现心悸。典型临床症状为皮肤苍白,四肢皮肤湿冷,意识模糊,脉快而弱,血压明显下降,脉压小,尿量减少,二氧化碳结合力和血 pH 有不同程度的降低,收缩压下降至 10.7 kPa(80 mmHg)以下,脉压<2.7 kPa(20 mmHg),原有高血压者收缩压较原有水平下降 30%以上。

**4.高原病**

多见于初入高原者,由于在海拔 3 000 m 以上,大气压和氧分压降低,引起人体缺氧,心率代偿性增快而出现心悸,伴头痛、头晕、眩晕、恶心、呕吐、失眠、疲倦、气喘、胸闷、胸痛、咳嗽、咯血色泡沫痰、呼吸困难等,严重者可出现高原性肺脑水肿。X 线检查:肺动脉段隆凸,右心室肥大,心电图见右心室肥厚及肺性 P 波等;血液检查:红细胞增多,如红细胞数>6.5×10$^{12}$/L,血红蛋白>18.5 g/L 等。

**5.发热性疾病**

由病毒、细菌、支原体、立克次体、寄生虫等感染引起。心悸常与发热有明显关系,热退,则心悸缓解。根据原发病不同,有其不同临床体征,血、尿、粪常规检查及 X 线、超声检查等可明确诊断。药物作用所致的心悸:肾上腺素、阿托品、甲状腺素等药物使用后心率加快,出现心悸。停药后心悸逐渐消失。临床表现除原有疾病的症状外,尚有心前区不适、面色潮红、烦躁不安、心动过速等,详细询问用药史及停药后症状消失可资鉴别。

**(三)妊娠期心动过速**

由于胎儿生长需要,血流量增加,流速加快,心率加快而致心悸。多见于妊娠后期,有妊娠期的变化:如子宫增大、乳房增大、呼吸困难等症状,下肢水肿、心动过速、腹部随妊娠月龄的增加而膨大,可伴有高血压,尿妊娠试验、黄体酮试验、超声检查等鉴别不难。

**(四)围绝经期综合征**

主要与卵巢功能衰退,性激素分泌失调有关。多发生于 45~55 岁,激素分泌紊乱、自主神经功能异常而引起心悸。主要特征为月经紊乱,全身不适,面部皮肤阵阵发红,忽冷忽热,出汗,情绪易激动,失眠,耳鸣,腰背酸痛,性功能减退等。血、尿中的雌激素及催乳素减少。促卵泡激素(FSH)与黄体生成激素(LH)增高为诊断依据。

**(五)心脏神经官能症**

主要由于中枢神经功能失调,影响自主神经功能,造成心脏血管功能异常。

患者群多为青壮年(20～40岁)女性,心悸与精神状态、失眠有明显关系,主诉较多。如:呼吸困难、心前区疼痛、易激动、易疲劳、失眠、多梦、头晕、头痛、记忆力差、注意力涣散、多汗、手足冷、腹胀、尿频等。X线、心电图、超声心动图等检查正常。

## 第三章

# 内科疾病常用诊治原则

## 第一节　诊断原则和方法

内科是各临床科室的基础,与各临床科和基础医学有密切的联系。内科诊断技术的发展又能促进其他临床科和基础医学的发展。疾病诊断是否准确和迅速,最能反映内科工作的质量。内科疾病病种繁多、病情复杂、变化多端,同一种疾病可有多种不同的临床病象,某一临床病象又可见于多种不同的疾病。另外,不少其他科的疾病也往往首先就诊于内科,经内科医师鉴定之后才转送各有关临床科处理。因此,一个内科医师就要熟练掌握诊断学的基础理论、基本知识和基本技能,并在临床实践中不断加以充实和提高,才能及时和准确地做出疾病的诊断,提供疾病的治疗和预防的依据,从而使患者能早日恢复健康。

疾病的诊断过程一般有 3 个环节:①调查研究,收集完整和确实的诊断资料;②综合和分析资料,建立初步诊断;③有需要时做其他有关的检查,动态临床观察,最后验证和修正诊断。疾病诊断须有广博而精深的医学知识,否则对一些疾病必然茫然无知;此外也要不断地积累临床经验,使处理问题时心中有数,但仍须避免对处理问题时有先入之见。疾病大致诊断过程如图 3-1 所示。

### 一、疾病诊断资料的搜集

临床医师从检查患者所采得的第一手诊断资料是最宝贵的资料。在对疾病进行调查研究时,掌握的材料必须全面和符合于实际,这是取得正确诊断的关键之一。片面的或错误的材料是造成误诊的常见原因。临床材料来自下述三方面。

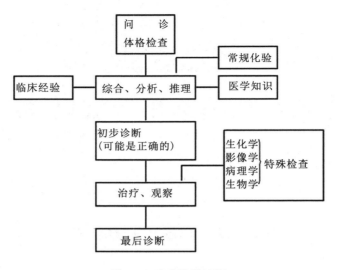

图 3-1　疾病诊断过程

### (一)完整的病史

患者叙述的病史可能显得零乱和片段,如果医师采取病史时又带有主观性,则所收集到的病史就难免有片面性和表面性。片面的和不准确的病史会造成诊断上的严重错误,必须注意避免。例如,一个患右下肺大叶性肺炎的患者,以右上腹疼痛、黄疸、发冷、发热为主要症状,但咳嗽轻微,因而就诊时只诉右上腹疼痛、发冷、发热,而未提咳嗽;如果医师思想上主观片面,就可能把注意力错误地放到"急性胆囊炎"上去,而忽视了大叶性肺炎。病史中的一般项目,如年龄、性别、婚姻、嗜好、月经、职业、发病地区和季节等,与疾病亦可有密切关系,也应重视。例如,一个宫外妊娠破裂的女患者,如果忽视了婚姻史和月经史,医师就容易漏诊。为了采取完整的病史,还要耐心听取患者本人、患者家属、了解病情者和以往经治医师的病情介绍,甚至到患者发病现场调查,全面了解疾病的全过程,才能获得完整的和可靠的病史。

### (二)体格检查

体格检查必须系统和全面,并取得患者合作,以防止重要的遗漏。例如,一个急性腹痛患者,医师反复在胸部、腹部和腰背部进行检查,均未发现异常,导致得出了一个错误的诊断;以后经过全身细致检查,才发现是腹股沟嵌顿性疝。延误诊断的原因是体检不全面,遗漏了急性腹痛疾病的必要检查所致。由于体检疏忽而误诊,在临床上并非仅仅是个别的例子。

### （三）实验室检查和器械检查

实验室检查和器械检查要结合临床表现有目的地进行。首先应选用有效而又简便的检查方法。在安排某项检查时，应考虑以下几点：①这项检查的特异性如何？②这项检查的敏感性如何？③检查和标本采集的时机是否合适？能否按规定的要求进行？④标本的输送、检验过程有无误差？⑤患者体质的强弱、病情的起伏、诊疗的处理等对检查结果有无影响？⑥对于可能造成患者负担的检查，例如，支气管造影检查和一些负荷试验，还应权衡其利弊并考虑患者能否接受。

实验室检查和器械检查的结果，必须结合临床情况来考虑，才能作出正确的评价。要防止片面依靠实验室检查或器械检查下诊断的错误做法。因而医师就要注意到检查结果有无特异性的问题，以及检查结果的假阳性与假阴性问题。例如，血清甲胎蛋白测定阳性对诊断原发性肝细胞癌有高度的特异性，但仍有少数的原发性肝细胞癌直至临终仍为阴性（假阴性）；另外，一些非肝癌的疾病却可出现血清甲胎蛋白阳性（假阳性）。实际上，实验室与器械检查的阴性结果，只表明此项检查方法并无阳性发现，而非等同于该被检物的绝对不存在或否定相应疾病的不存在。又因检查时机或技术上的原因，一两次实验室或器械检查的阴性结果，往往不足以排除疾病的存在。例如，肾炎的蛋白尿、糖尿病的血糖增高、疟疾的血片中疟原虫等，可以间歇出现；咽拭物白喉杆菌、痰结核分枝杆菌检查的阴性结果，更不容易据以否定有关的疾病。另一方面，粪便培养发现伤寒沙门菌或痢疾志贺菌，也可见于健康带菌者；肥达试验在一些急性发热性疾病时，其滴度也可以增高。其他如 X 线检查发现的肺部阴影，超声检查发现的肝区异常波形，均须结合病史、体格检查及其他有关检查才能做出正确的判断。

现代诊断技术有了飞跃的发展，给予临床医师极大的帮助。主要有以下几方面。

（1）内镜的发明与改进：各种内镜如胃十二指肠镜、结肠镜、支气管镜，新型制品口径小、可屈度高，操作安全便利，还可配合附件，做相应的诊断和治疗。

（2）快速超微量生化学分析技术的应用：如酶联免疫吸附测定法（ELISA）、免疫荧光测定法（IFA）等方法。特异性单克隆抗体诊断技术也已应用于临床。

（3）影像学诊断技术的进步：如 B 型超声扫描、电子计算机 X 线体层扫描（CT）、磁共振成像（MRI）均已应用于临床，还不断地更新换代。CT 与 MRI 对颅内、纵隔和腹腔深部病变的诊断，尤有可喜的突破。MRI 对脑血管病变及后颅凹的病变显示有卓著的诊断效果。核素灌注断层显像更能显示器官病变。

（4）电镜的诊断应用：电镜能显示细胞的超微结构，对肝、肾实质性疾病的形态学诊断帮助尤大。

（5）聚合酶链反应（PCR）技术的应用：PCR 是根据 DNA 复制原理而设计的一种诊断技术，具有操作简便，特异性强，敏感性高等优点，在肝炎、结核病等诊断中尤可显示它的优越前景。

（6）基因诊断赋予遗传病学丰富多彩的内涵：上述各项新型诊断技术的应用，大大地丰富了诊断学的内容，解决了许多临床上的问题。

器械检查可区分为非侵入性（非损伤性）和侵入性（损伤性）两类。原则上应首先采用非侵入性检查。只有当非侵入性检查仍未能明确疾病诊断时，在有明确指征和无禁忌证的情况下，才选用侵入性检查。

由于尖端诊断技术目前尚未能普及，而大多数的常见病的诊断又不需要复杂的技术进行，因而，临床上我们还须重视诊断疾病时详细询问病史和全面体格检查的基本功，以及结合常规化验和简单的器械检查来进行诊断大多数疾病。

**二、建立诊断和验证诊断**

**（一）整理资料，建立诊断**

1.努力寻找主要诊断根据

从调查所得的资料，临床医师须加以筛选、整理、衡量，哪些是主要的，哪些是次要的，并将可疑的材料认真复查、核实，然后将核实的主要材料加以综合分析，弄清它们之间的相互关系，进一步推测病变可能存在的部位（系统或脏器）、性质和病因，为建立正确的诊断打好基础。

有些疾病可出现相当独特的"特殊病征"，如系统性红斑狼疮的蝶形红斑、恙虫病的焦痂、白塞病的口-眼-外生殖器三联征、麻疹的麻疹黏膜斑、肢端肥大症和库欣综合征的特别面容等。这些"特殊病征"有重要的诊断意义。

又当某些疾病的典型病象已充分显露，出现多个反映该病本质的一组病征时，也有重要诊断价值。如某一患者有阶梯状上升热型、相对性缓脉、蔷薇疹、脾肿大、血常规示白细胞减少伴相对性淋巴细胞增多与嗜酸性粒细胞减少或消失，则常可做出伤寒的临床诊断，并进一步做相应的检查加以证实。又如一年轻女性患者，具有不规则发热、多关节痛、肝肾功能损害、血常规示中度贫血，以及白细胞减少与血小板减少、血沉加快，则可做出系统性红斑狼疮的拟诊，并进一步做狼疮细胞检查及抗核抗体测定以证实之。

　　疾病的表现各式各样，在不少情况下出现"同病异症"或"异病同症"。例如，急性心肌梗死的患者，多数表现为典型的心前区疼痛，但也可以表现为类似胆石症的上腹部绞痛，甚至可以毫无疼痛，表现为休克或急性充血性心力衰竭，这就是"同病异症"。又如结核病、系统性红斑狼疮、疟疾、钩端螺旋体病、梅毒、白塞病、多发性骨髓瘤、恶性组织细胞病等，可能有多种不同临床表现，类似多种不同的疾病，如不注意可致误诊或漏诊。这些也是"同病异症"的例子。另一方面，如肝大可见于某些寄生虫或细菌、病毒感染的疾病，也可见于肝硬化、肝癌或其他肝病，这就是"异病同症"。例如，阿米巴肝脓肿误诊为肝癌、化脓性心包炎误诊为肝脓肿、轻型地中海贫血误诊为慢性病毒性肝炎，是比较突出的例子。临床上这样的情况有时可遇见，医师要辨别它，就必须进行疾病的鉴别诊断。

　　在疾病的早期、复杂的或不典型的病例，当找不到可以确定诊断的"特殊病征"时，就要采用下述方法：根据一个主要病征（如高血压、水肿、血尿等），或先将几个重要的病征组成一个综合征（如阻塞性黄疸、溶血性贫血等），然后提出一组可能的待鉴别的疾病、进行相互鉴别。在提出一组待鉴别的疾病时，应尽可能将全部有可能性的疾病都考虑在内，以防止严重遗漏而导致诊断错误，这就要求医师要全面考虑问题。但是全面性并不等于漫无边际，而是从实际临床材料出发，抓住主要矛盾，提出一组与临床表现相近似的疾病，而且随着分析的深入，相互比较，逐一排除可能性较小的疾病，缩小鉴别诊断的范围，直至留下一个或几个可能性最大的疾病。这就是临床上习称的"排除诊断法"。

　　对一组疾病进行鉴别诊断时，必然要对组内各个疾病加以肯定或否定。其方法是根据某一疾病本身的特殊点，将其他不相符的近似疾病区别开来，从而达到正确认识疾病。某一疾病的特殊点，我们一般用"诊断根据"的形式加以概括。"诊断根据"一方面包括仅见于该病而不见于其他病的"特殊病征"；另方面也包括一些并非仅见于该病的病征，但当这些病征与"特殊病征"同时存在时，则能加强"诊断根据"的可靠性。"诊断根据"是从实践中总结得来的，一般来说是能反映疾病的本质的，但疾病的表现多种多样，不一定与"诊断根据"完全相符。因此，在运用"诊断根据"时，要紧密联系实际，反对把它作为条条框框，生搬硬套。要将全面的检查材料，参照"诊断根据"，恰当地对病情进行深入的分析，才能得出正确的诊断。例如，胃、十二指肠溃疡合并急性穿孔的"诊断根据"之一是出现膈下游离气影的 X 线征。但有些胃、十二指肠溃疡穿孔病例，X 线检查不一定能查出膈下游离气影。另一方面，在肠气囊肿症时，腹部 X 线摄片也可见到膈下游离气影，加以此症往往并发于胃十二指肠溃疡，有时可误诊为溃疡病急性穿孔。

因此,对急性腹痛患者不能因无发现膈下气影,而认为不完全满足"诊断根据"的要求,便草率排除溃疡病穿孔的可能性,或对胃十二指肠溃疡病患者仅因发现膈下气影,而草率作出溃疡病穿孔的诊断。临床医师应综合全面检查材料加以细致的衡量,有时还需经密切的动态观察才能作出最后的结论。

**2.怎样否定某一疾病**

如拟诊的某一疾病不能解释患者的全部主要临床表现或缺乏预期必定出现的"特殊病征",则该病可能性很小或可以被否定。前一种情况,如 2 个患者有血尿、膀胱刺激征、尿培养结核分枝杆菌阳性、静脉肾盂造影显示虫蛀样缺损的 X 线征,可排除出血性肾盂肾炎,因为用出血性肾盂肾炎不能解释后两种病征,而用肾结核则可全部解释。后一种情况,例如,一个有心前区疼痛的患者,疑有急性心肌梗死,但于 3 天内反复检查心电图始终正常,血沉加快及谷草转氨酶增高也缺如,则可否定急性心肌梗死的存在。但要注意,有些疾病并无"特殊病征",或该"特殊病征"只见于疾病的某一阶段,当医师诊治时可能尚未出现或已经消失,后者(如干性心包炎时)的心包摩擦音。

**3.怎样肯定某一疾病**

如拟诊的疾病能解释患者的全部主要临床表现,并已找到预期应见于该病的"特殊病征",例如,拟诊为伤寒的患者血培养发现伤寒沙门菌或血清伤寒沙门菌凝集试验强阳性,或拟诊系统性红斑狼疮的患者血中找到狼疮细胞或有高滴度的血清抗核抗体,则可确定各该疾病的诊断。另一方面,当遇到缺乏"特殊病征"的疾病时,一组具有确诊意义的临床综合征也可以起到类似"特殊病征"的作用,但其可靠程度则不及"特殊病征"。例如,根据发热、多关节痛、急性心肌炎、血沉加快和血清抗链球菌溶血素"O"滴度升高等所组成的综合征,大致可诊断为风湿热,但有时仍可与其他结缔组织病相混淆。

在鉴别诊断过程中,经过筛选剩下来几个可能性较大的疾病,要求医师最后肯定一个可能性最大的疾病。这时须注意下述几点:

(1)在几个可能的疾病中进行选择时,一般应先考虑常见病、当地的多发病或当时的流行病。至于罕见病,也应考虑到,但只有用上述疾病不能满意解释患者的临床表现时,才予以考虑。

(2)对患者所患的疾病,在未有充分的诊断根据时不要轻易做出神经官能症的诊断。

(3)对患者所患的疾病,应先考虑可治之病,其次才考虑不治或难治之病。

(4)当用某种"特殊病征"不能解释某一疾病的全部重要临床现象时,须考虑患者同时存在着两种或多种疾病,或有并发症的存在。

### (二)临床观察、验证诊断

疾病是一个或快或慢地运动着的病理过程,在这个过程中,一些临床表现产生了,另一些可能消失了,也可能一个疾病痊愈了,另一个发生了;因此,必须用发展的观点进行分析和诊断。医师每一次的诊查,都只能看到患者疾病全过程中某一阶段的一个横断面,往往要综合多个横断面,才能了解疾病较完整的面貌。这种动态的观察,有助于明确一时未能排除或肯定的疾病的诊断。例如,带状疱疹和麻疹,非见疹不易确诊;疑患急性心肌梗死而当时检查心电图未见特异性改变的患者,连续观察几天,并作其他有关的检查,往往即可分晓;热型的动态观察,对于诊断疟疾、回归热等病,有相当大的帮助。

一个正确的认识往往需经反复的实践才能达到。临床医师通过调查研究,收集资料,整理资料,建立诊断之后,工作可告一段落。但工作至此还未结束,更重要的一步是根据是进行合理的治疗,治疗效果又反过来验证诊断。如果根据诊断而进行治疗,收到预期的疗效时,那么,一般说来这一诊断工作算是完成了。另一方面,在实践中也不同程度地受着认识水平和技术条件的限制,在这种情况下,部分地或全部的修改原有的诊断是常见的。一些疑难病例往往需要经过深入的动态观察,反复检查,甚至进行诊断性治疗,才能得到正确的诊断。必须强调指出,为了能及时指导防治工作,特别对于急重病例,在临床材料未足以建立确定的诊断之前,也要找出可能性最大的疾病,作为临时诊断,迅速采取治疗措施,同时再进行深入的检查,而不应仅仅纠缠在诊断问题上,以致贻误治疗时机。

# 第二节　一般治疗原则

在初步拟诊并注意到患者体温、脉搏、呼吸和血压等重要征兆的基础上,完整、系统、清楚地列出各项治疗措施,一般应包括许可的活动量、饮食、液体、对症治疗、特殊治疗以及并发症的防治措施等。遇法定传染病应及时向有关卫生防疫部门报告,需隔离者应予以安排。

## 一、饮食和营养支持

不可低估饮食、营养在治疗中的重要性,应根据病情选择合适的饮食种类,并注意其营养价值。不能经口摄入或摄入不足者,应予必要的营养支持。

### (一)基本饮食

有普通饮食(普食)、软食、半流质饮食和流质饮食之分。普食每天可提供的总热量约为 10.46 MJ(2 500 kcal),软食为 8.37~10.46 MJ(2 000~2 500 kcal),半流质为 6.28~8.37 MJ(1 500~2 000 kcal),流质为 1.34~4.18 MJ(800~1 000 kcal)。软食和半流质饮食的营养均不及普食,不宜长期应用。流质饮食的热量和蛋白质、维生素等含量均不足,应另予补充。

### (二)治疗饮食

可根据病情需要选用,例如,高蛋白、低蛋白、低盐或无盐、低胆固醇、低嘌呤以及糖尿病饮食等。

### (三)营养支持

凡不能经口摄入食物或摄入不能满足需要(含消化吸收不良、高代谢状态等),尤其是重危患者,应予营养支持。营养支持的方式有肠内营养和肠外(静脉)营养,可单独使用,也可合并使用。经口进食虽也属肠内营养,但本节限指经鼻胃/鼻肠管或胃空肠造瘘管输入的形式。通过饲管,可按患者胃肠功能状况的不同饲以混合奶、要素饮食等。对不能耐受肠内营养者可予肠外营养。人体需要的全部营养素均由静脉供给称全肠外营养。肠外营养液采用葡萄糖、复方氨基酸、脂肪乳剂、电解质溶液、维生素和微量元素配制,经中心静脉导管输入,短时期的肠外营养也可由周围静脉输入,但只能采用等渗溶液。营养支持治疗尤其是全肠外营养过程中,应注意预防并监测可能引起的各种代谢紊乱和继发感染等并发症。

## 二、水和电解质

水和电解质代谢紊乱常带来复杂的诊治问题。要有预见性,要及时发现,正确判断、适当调节。对不能进食和饮水的患者,除给予全肠外营养者外,在补充热量的同时应考虑补充适量的水、钠、钾;静脉输液一周以上者尚须补充钙、镁、磷等。

### (一)维持正常需要量

如肾功能良好,也无液体和电解质的额外损失,通常每天需 2 000 mL 左右液体,内含钠 70 mmol 左右、钾 40 mmol 左右,即可满足正常需要量。一般可用含 20 mmol 氯化钾(相当于 1.5 g)的 10%葡萄糖溶液 1 000 mL 于 12 小时输完,继用含 10 mmol 氯化钾的 10％葡萄糖溶液 500 mL 于 6 小时内输完,然后用含 10 mmol 氯化钾的 5％葡萄糖盐水 500 mL 于 6 小时输完。

**(二)补充异常损失量**

如有呕吐、腹泻、发热、多汗、换气过度、室温较高或长期多尿等情况时,除满足维持量外,还须补充已发现的水和电解质的丢失量。

(1)腹泻:最好根据腹泻液中实测的钠、钾损失量补充。如一时无法测定,可按估计量补充,即每泻出 1 L 液体需输入 5％葡萄糖溶液 1 000 mL、氯化钾约 35 mmol(2.6 g)和碳酸氢钠约 45 mmol(3.75 g)。

(2)呕吐:估计每呕出 1 L 胃液约需输入 5％葡萄糖溶液 750 mL、等渗盐水 250 mL 和氯化钾 20 mmol(1.5 g)。如因胃酸损失较多而引起碱中毒时,由于尿钾排出较多,须酌情增加钾的补充量。如呕吐液混有大量胆汁与胰液,尚有碳酸氢钠的丢失,应加注意。

(3)多汗:由于出汗量不易估计,最好根据患者体质量的改变来衡量。汗为低渗液体,宜用低渗盐水(1 份等渗盐水加 2 份 5％葡萄糖溶液)予以补充。

(4)在发热、高室温、换气过度以及空气相对湿度偏低等情况下,从呼气和皮肤蒸发的水分增加,应补充 5％葡萄糖溶液。

(5)长期多尿:常有大量尿钠、尿钾的丢失,应根据实验室测定的结果予以补充。

**三、药物的应用**

(1)绝大多数药物除具有治疗作用的一面外,还有其不良反应的一面。要熟悉所用药物的代谢过程、作用机制和临床适应证;掌握其不良反应和禁忌证。要权衡利弊,选择最适宜的药物;要注意个体差异,选择适合的剂量和给药途径,做到合理用药。

(2)要详细了解患者对哪些药物有过敏史,以免发生意外。

(3)在须同时应用数种药物时,注意药物间的相互作用和配伍禁忌,以防增强毒副反应或影响疗效。

(4)用药过程中,要仔细观察药物的疗效和可能发生的不良反应,及时加以调整。

(5)抗菌药物临床应用广泛,且有滥用倾向,用药时尚应注意以下几点。
①以下情况一般不宜使用抗菌药物:病毒感染(除非有细菌性并发症),原因未明的发热(除非高度怀疑细菌感染、病情严重者);②预防性应用在内科领域内一般

限于：预防风湿热复发，预防尿路感染复发；心瓣膜病、心血管畸形和人工心脏瓣膜患者，于口腔、尿路等手术前后预防感染性心内膜炎；流行性脑脊髓膜炎、霍乱等疾病密切接触者；进入疟疾区者预防疟疾。

对昏迷、休克、心力衰竭、肾病综合征、血液病、免疫缺陷和接受糖皮质激素治疗等的患者，预防用药不但达不到预防细菌感染的目的，反易引起耐药菌株感染，除特殊情况外，不主张预防性用药。

### 四、其他

（1）危重患者最好安排在重症监护病房或专科性监护病房进行监护和救治。重症监护病房的特点是管理上的集中、加强，监测上的严密、仔细和救治上的及时、有力，从而可使患者得到更及时有效的救治。重症监护病房收治的病种一般限于危及生命但有可能挽救的疾病，如急性心肌梗死，不稳定型心绞痛，严重心律失常，高血压危象，急性心功能不全，休克，心搏骤停，急性呼吸功能不全，急性肾功能不全，大出血，严重水、电解质、酸碱平衡紊乱，多器官功能障碍综合征，急性中毒，危重创伤、多发伤，重大高危手术等。一般不包括晚期恶性肿瘤，传染病，中枢神经系统永久性损伤（如高位截瘫）和各种终末期患者。

（2）应重视心理（精神）治疗。患者对所患疾病不可避免地会产生各种心理反应，心理治疗即针对这些心理状态用言语或非言语的沟通方式对患者进行治疗，改善患者情绪，解除顾虑、增强信心，从而促进疾病的治愈和康复。

（3）医者的一切医疗行为无不与患者的健康甚至生命有关，应慎之又慎。治疗上应有整体观念和预见性。要防止医源性疾病和非正常医疗事件的发生，真正做到全心全意为患者服务。

# 第四章

# 呼吸内科疾病

## 第一节　急性上呼吸道感染

急性上呼吸道感染是指鼻腔、咽或喉部急性炎症的概称。患者不分年龄、性别、职业和地区。全年皆可发病，冬春季节多发，可通过含有病毒的飞沫或被污染的用具传播，多数为散发性，但常在气候突变时流行。由于病毒的类型较多，人体对各种病毒感染后产生的免疫力较弱且短暂，并且无交叉免疫，同时在健康人群中有病毒携带者，故一个人一年内可有多次发病。

急性上呼吸道感染 70%～80% 由病毒引起，主要有流感病毒（甲、乙、丙型）、副流感病毒、呼吸道合胞病毒、腺病毒、鼻病毒、埃可病毒、柯萨奇病毒、麻疹病毒、风疹病毒等。细菌感染可直接或继病毒感染之后发生，以溶血性链球菌为多见，其次为流感嗜血杆菌、肺炎链球菌和葡萄球菌等。偶见革兰阴性杆菌。其感染的主要表现为鼻炎、咽喉炎或扁桃体炎。

当有受凉、淋雨、过度疲劳等诱发因素，使全身或呼吸道局部防御功能降低时，原已存在于上呼吸道或从外界侵入的病毒或细菌可迅速繁殖，引起本病，尤其是老幼体弱或有慢性呼吸道疾病，如鼻旁窦炎、扁桃体炎、慢性阻塞性肺疾病患者更易罹患。

本病不仅具有较强的传染性，而且可引起严重并发症，应积极防治。

### 一、诊断标准

根据病史、流行情况、鼻咽部发生的症状和体征，结合周围血常规和胸部X线检查可做出临床诊断。进行细菌培养和病毒分离，或病毒血清学检查、免疫荧光法、酶联免疫吸附法、血凝抑制试验等，可能确定病因诊断。

**（一）临床表现**

根据病因不同，临床表现可有不同的类型。

**1.普通感冒**

普通感冒俗称"伤风"，又称急性鼻炎或上呼吸道卡他，以鼻咽部卡他症状为主要表现。成人多为鼻病毒引起，其次为副流感病毒、呼吸道合胞病毒、埃可病毒、柯萨奇病毒等。起病较急，初期有咽干、咽痒或烧灼感，发病同时或数小时后，可有喷嚏、鼻塞、流清水样鼻涕，2～3天后变稠。可伴咽痛，有时由于耳咽管炎使听力减退，也可出现流泪、味觉迟钝、呼吸不畅、声嘶、轻微咳嗽等。一般无发热及全身症状，或仅有低热、不适、轻度畏寒和头痛。检查可见鼻腔黏膜充血、水肿、有分泌物，咽部轻度充血。如无并发症，一般5～7天后痊愈。

**2.流行性感冒**

流行性感冒简称流感，是由流感病毒引起。潜伏期1～2天，最短数小时，最长3天。起病多急骤，症状变化很多，主要以全身中毒症状为主，呼吸道症状轻微或不明显。临床表现和轻重程度差异颇大。

（1）单纯型：最为常见，先有畏寒或寒战、发热，继之全身不适，腰背发酸、四肢疼痛，头昏、头痛。部分患者可出现食欲缺乏、恶心、便秘等消化道症状。发热可高达39～40 ℃，一般持续2～3天。大部分患者有轻重不同的打喷嚏、鼻塞、流涕、咽痛、干咳或伴有少量黏液痰，有时有胸骨后烧灼感、紧压感或疼痛。年老体弱的患者，症状消失后体力恢复慢，常感软弱无力、多汗，咳嗽可持续1～2周或更长。体格检查：患者可呈重病容，衰弱无力，面部潮红，皮肤上偶有类似麻疹、猩红热、荨麻疹样皮疹，软腭上有时有点状红斑，鼻咽部充血水肿。本型中轻者，全身和呼吸道症状均不显著，病程仅1～2天，颇似一般感冒，单从临床表现颇难确诊。

（2）肺炎型：本型常发生在2岁以下的小儿，或原有慢性基础疾病，如二尖瓣狭窄、肺源性心脏病、免疫力低下及孕妇、年老体弱者。其特点是在发病后24小时内可出现高热、烦躁、呼吸困难、咯血痰和明显发绀。全肺可有呼吸音减低、湿啰音或哮鸣音，但无肺实变体征。X线检查可见双肺广泛小结节性浸润，近肺门较多，肺周围较少。上述症状可进行性加重，抗生素无效。病程1周至1个月余，大部分患者可逐渐恢复，也可因呼吸、循环衰竭在5～10天死亡。

（3）中毒型：较少见。肺部体征不明显，具有全身血管系统和神经系统损害，有时可有脑炎或脑膜炎表现。临床表现为高热不退、神志昏迷，成人常有谵妄，儿童可发生抽搐。少数患者由于血管神经系统紊乱或肾上腺出血，导致血压下降或休克。

（4）胃肠型：主要表现为恶心、呕吐和严重腹泻，病程 2～3 天，恢复迅速。

**3.以咽炎为主要表现的感染**

（1）病毒性咽炎和喉炎：由鼻病毒、腺病毒、流感病毒、副流感病毒及肠病毒、呼吸道合胞病毒等引起。临床特征为咽部发痒和灼热感，疼痛不持久，也不突出。当有吞咽疼痛时，常提示有链球菌感染，咳嗽少见。急性喉炎多为流感病毒、副流感病毒及腺病毒等引起，临床特征为声嘶、讲话困难、咳嗽时疼痛，常有发热、咽炎或咳嗽。体检可见喉部水肿、充血，局部淋巴结轻度肿大和触痛，可闻及喘鸣音。

（2）疱疹性咽峡炎：常由柯萨奇病毒 A 引起，表现为明显咽痛、发热，病程约为 1 周。检查可见咽充血，软腭、悬腭垂、咽及扁桃体表面有灰白色疱疹及浅表溃疡，周围有红晕。多于夏季发病，多见于儿童，偶见于成人。

（3）咽结膜热：主要由腺病毒、柯萨奇病毒等引起。临床表现有发热、咽痛、畏光、流泪、咽及结膜明显充血。病程 4～6 天，常发生于夏季，游泳中传播。儿童多见。

（4）细菌性咽-扁桃体炎：多由溶血性链球菌引起，次为流感嗜血杆菌、肺炎链球菌、葡萄球菌等引起。起病急，明显咽痛、畏寒、发热、体温可达 39 ℃ 以上。检查可见咽部明显充血，扁桃体肿大、充血，表面有黄色点状渗出物，颌下淋巴结肿大、压痛，肺部无异常体征。

**（二）实验室检查**

**1.血常规**

病毒性感染，白细胞计数多为正常或偏低，淋巴细胞比例升高。细菌感染者白细胞计数和中性粒细胞增多及核左移。

**2.病毒和病毒抗原的测定**

视需要可用免疫荧光法、酶联免疫吸附法、血清学诊断和病毒分离鉴定，以判断病毒的类型，区别病毒和细菌感染。细菌培养可判断细菌类型和进行药物敏感试验。

**3.血清 PCT 测定**

有条件的单位可检测血清 PCT，有助于鉴别病毒性和细菌性感染。

**二、治疗原则**

上呼吸道病毒感染目前尚无特殊抗病毒药物，通常以对症处理、休息、忌烟、多饮水、保持室内空气流通、防治继发细菌感染为主。

### (一)对症治疗

可选用含有解热镇痛、减少鼻咽充血和分泌物、镇咳的抗感冒复合剂或中成药,如对乙酰氨基酚、双酚伪麻片、美扑伪麻片、银翘解毒片等。儿童忌用阿司匹林或含阿司匹林药物及其他水杨酸制剂,因为此类药物与流感的肝脏和神经系统并发症相关,偶可致死。

### (二)支持治疗

休息、多饮水、注意营养,饮食要易于消化,特别在儿童和老年患者更应重视。密切观察和监测并发症,抗生素仅在明确或有充分证据提示继发细菌感染时有应用指征。

### (三)抗流感病毒药物治疗

现有抗流感病毒药物有两类:即离子通道 $M_2$ 阻滞剂和神经氨酸酶抑制剂。其中 $M_2$ 阻滞剂只对甲型流感病毒有效,治疗患者中约有 30% 可分离到耐药毒株,而神经氨酸酶抑制剂对甲、乙型流感病毒均有很好作用,耐药发生率低。

1.离子通道 $M_2$ 阻滞剂

金刚烷胺和金刚乙胺。

(1)用法和剂量:见表 4-1。

表 4-1　金刚烷胺和金刚乙胺用法和剂量

| 药名 | 年龄(岁) | | | |
| --- | --- | --- | --- | --- |
| | 1~9 | 10~12 | 13~16 | ≥65 |
| 金刚烷胺 | 5 mg/(kg·d)<br>(最高 150 mg/d),分 2 次 | 100 mg,每天 2 次 | 100 mg,每天 2 次 | ≤100 mg/d |
| 金刚乙胺 | 不推荐使用 | 不推荐使用 | 100 mg,每天 2 次 | 100 mg 或 200 mg/d |

(2)不良反应:金刚烷胺和金刚乙胺可引起中枢神经系统和胃肠不良反应。中枢神经系统不良反应有神经质、焦虑、注意力不集中和轻微头痛等,其中金刚烷胺较金刚乙胺的发生率高。胃肠道反应主要表现为恶心和呕吐,这些不良反应一般较轻,停药后大多可迅速消失。

(3)肾功能不全患者的剂量调整:金刚烷胺的剂量在肌酐清除率≤50 mL/min时酌情减少,并密切观察其不良反应,必要时可停药,血透对金刚烷胺清除的影响不大。肌酐清除率<10 mL/min 时,金刚乙胺推荐减为 100 mg/d。

2.神经氨酸酶抑制剂

目前有 2 个品种,即奥司他韦和扎那米韦。我国目前只有奥司他韦被批准临床使用。

(1)用法和剂量:①奥司他韦,成人 75 mg,每天 2 次,连服 5 天,应在症状出现 2 天内开始用药。儿童用法见表 4-2,1 岁以内不推荐使用。②扎那米韦,6 岁以上儿童及成人剂量均为每次吸入 10 mg,每天 2 次,连用 5 天,应在症状出现 2 天内开始用药。6 岁以下儿童不推荐作用。

**表 4-2　儿童奥司他韦用量(mg)**

| 药名 | 体重(kg) | | | |
| --- | --- | --- | --- | --- |
| | ≤15 | 16~23 | 24~40 | >40 |
| 奥司他韦 | 30 | 45 | 60 | 75 |

(2)不良反应:奥司他韦不良反应少,一般为恶心、呕吐等消化道症状,也有腹痛、头痛、头晕、失眠、咳嗽、乏力等不良反应的报道。扎那米韦吸入后最常见的不良反应有头痛、恶心、咽部不适、眩晕、鼻出血等。个别哮喘和慢性阻塞性肺疾病(COPD)患者使用后可出现支气管痉挛和肺功能恶化。

(3)肾功能不全的患者无须调整扎那米韦的吸入剂量。对肌酐清除率<30 mL/min 的患者,奥司他韦减量至 75 mg,每天 1 次。

### (四)抗生素治疗

通常不需要抗生素治疗。如有细菌感染,可根据病原菌选用敏感的抗生素。经验用药,常选青霉素、第一代和第二代头孢菌素、大环内酯类抗生素或氟喹诺酮类抗生素。

# 第二节　急性气管-支气管炎

急性气管-支气管炎是由生物、物理、化学刺激或过敏等因素引起的急性气管-支气管黏膜炎症。常发生于寒冷季节或气候突变时,也可由急性上呼吸道感染迁延不愈所致。

## 一、病因

### (一)微生物

病原体与上呼吸道感染类似。

### (二)物理、化学因素

冷空气、粉尘、刺激性气体或烟雾。

### (三)变态反应

常见的吸入致敏源包括花粉、有机粉尘、真菌孢子、动物毛皮排泄物;或对细菌蛋白质的过敏,钩虫、蛔虫的幼虫在肺内的移行均可引起气管-支气管急性炎症反应。

## 二、诊断

### (一)症状

咳嗽、咳痰,先为干咳或少量黏液性痰,随后转为黏液脓性,痰量增多,咳嗽加剧,偶有痰中带血。伴有支气管痉挛时可有气促、胸骨后发紧感。可有发热(38 ℃左右)与全身不适等症状,但有自限性,3～5 天后消退。

### (二)体征

粗糙的干啰音,局限性或散在湿啰音,常于咳痰后发生变化。

### (三)实验室检查

(1)血常规检查:一般白细胞计数正常,细菌性感染较重时白细胞总数升高或中性粒细胞计数增多。

(2)痰涂片或培养可发现致病菌。

(3)胸部 X 线检查大多正常或肺纹理增粗。

### (四)鉴别诊断

(1)流感:流感可引起咳嗽,但全身症状重,发热、头痛和全身酸痛明显,血白细胞数量减少。根据流行病史、补体结合试验和病毒分离可鉴别。

(2)急性上呼吸道感染:鼻咽部症状明显,咳嗽轻微,一般无痰。肺部无异常体征。胸部X线正常。

(3)其他:如支气管肺炎、肺结核、肺癌、肺脓肿等,可表现为类似的咳嗽咳痰的多种疾病表现,应详细检查,以资鉴别。

### 三、治疗

#### （一）对症治疗

干咳无痰者可选用喷托维林（咳必清），25 mg，每天 3 次，或右美沙芬，15～30 mg，每天 3 次，或可待因，15～30 mg，每天 3 次，或用含中枢性镇咳药的合剂，如联邦止咳露、止咳糖浆，10 mL，每天 3 次。其他中成药如咳特灵、克咳胶囊等均可选用，痰多不易咳出者可选用祛痰药，如溴己新（必嗽平），16 mg，每天 3 次，或用盐酸氨溴索（沐舒坦），30 mg，每天 3 次，或桃金娘油提取物化痰，也可雾化帮助祛痰有支气管痉挛或气道反应性高的患者可选用茶碱类药物，如氨茶碱，100 mg，每天 3 次，或长效茶碱舒氟美 200 mg，每天 2 次，或多索茶碱 0.2 g，每天 2 次或雾化吸入异丙托品，或口服特布他林，1.25～2.50 mg，每天 3 次。头痛、发热时可加用解热镇痛药，如阿司匹林 0.3～0.6 g，每 6～8 小时 1 次。

#### （二）有细菌感染时选用合适的抗生素

痰培养阳性，按致病菌及药敏试验选用抗菌药。在未得到病原菌阳性结果之前，可选用大环内酯类，如罗红霉素成人每天 2 次，每次 150 mg，或 β-内酰胺类，如头孢拉定成人 1～4 g/d，分 4 次服，头孢克洛成人 2～4 g/d，分 4 次口服。

### 四、疗效标准与预后

症状、体征消失，化验结果正常为痊愈。

# 第三节　慢性支气管炎

慢性支气管炎是由于感染或非感染因素引起气管、支气管黏膜及其周围组织的慢性非特异性炎症。临床上以慢性咳嗽、咳痰或气喘为主要症状。疾病不断进展，可并发阻塞性肺气肿、肺源性心脏病，严重影响劳动和健康。

### 一、病因和发病机制

病因尚未完全清楚，一般认为是多种因素长期相互作用的结果，这些因素可分为外因和内因两个方面。

#### （一）吸烟

大量研究证明吸烟与慢性支气管炎的发生有密切关系。吸烟时间越长，量越多,患病率也越高。戒烟可使症状减轻或消失,病情缓解,甚至痊愈。

### (二)理化因素

包括刺激性烟雾、粉尘、大气污染(如二氧化硫、二氧化氮、氯气、臭氧等)的慢性刺激。这些有害气体的接触者慢性支气管炎患病率远较不接触者为高。

### (三)感染因素

感染是慢性支气管炎发生、发展的重要因素,病毒感染以鼻病毒、黏液病毒、腺病毒和呼吸道合胞病毒为多见。细菌感染常继发于病毒感染之后,如肺炎链球菌、流感嗜血杆菌等。这些感染因素造成气管、支气管黏膜的损伤和慢性炎症。感染虽与慢性支气管炎的发病有密切关系,但目前尚无足够证据说明为首发病因。只认为是慢性支气管炎的继发感染和加剧病变发展的重要因素。

### (四)气候

慢性支气管炎发病及急性加重常见于冬天寒冷季节,尤其是在气候突然变化时。寒冷空气可以刺激腺体,增加黏液分泌,使纤毛运动减弱,黏膜血管收缩,有利于继发感染。

### (五)过敏因素

主要与喘息性支气管炎的发生有关。在患者痰液中嗜酸性粒细胞数量与组胺含量都有增高倾向,说明部分患者与过敏因素有关。尘埃、尘螨、细菌、真菌、寄生虫、花粉及化学气体等,都可以成为过敏因素而致病。

### (六)呼吸道局部免疫功能减低及自主神经功能失调

其为慢性支气管炎发病提供内在的条件。老年人常因呼吸道的免疫功能减退,免疫球蛋白的减少,呼吸道防御功能退化等导致患病率较高。副交感神经反应增高时,微弱刺激即可引起支气管收缩痉挛,分泌物增多,而产生咳嗽、咳痰、气喘等症状。

综上所述,当机体抵抗力减弱时,呼吸道在不同程度易感性的基础上,有一种或多种外因的存在,长期反复作用,可发展成为慢性支气管炎。如长期吸烟损害呼吸道黏膜,加上微生物的反复感染,可发生慢性支气管炎。

### 二、病理

由于炎症反复发作,引起上皮细胞变性、坏死和鳞状上皮化生,纤毛变短,参差不齐或稀疏脱落。黏液腺泡明显增多,腺管扩张,杯状细胞也明显增生。支气管壁有各种炎性细胞浸润、充血、水肿和纤维增生。支气管黏膜发生溃疡,肉芽组织增生,严重者支气管平滑肌和弹性纤维也遭破坏以致机化,引起管腔狭窄。

### 三、临床表现

#### (一)症状

起病缓慢,病程长,常反复急性发作而逐渐加重。主要表现为慢性咳嗽、咳痰、喘息。开始症状轻微,气候变冷或感冒时,则引起急性发作,这时患者咳嗽、咳痰、喘息等症状加重。

1.咳嗽

主要由支气管黏膜充血、水肿或分泌物积聚于支气管腔内而引起咳嗽。咳嗽严重程度视病情而定,一般晨间和晚间睡前咳嗽较重,有阵咳或排痰,白天则较轻。

2.咳痰

痰液一般为白色黏液或浆液泡沫性,偶可带血。起床后或体位变动可刺激排痰,因此,常以清晨排痰较多。急性发作伴有细菌感染时,则变为黏液脓性,咳嗽和痰量也随之增加。

3.喘息或气急

喘息性慢性支气管炎可有喘息,常伴有哮鸣音。早期无气急。反复发作数年,并发阻塞性肺气肿时,可伴有轻重程度不等的气急,严重时生活难以自理。

#### (二)体征

早期可无任何异常体征。急性发作期可有散在的干、湿啰音,多在背部及肺底部,咳嗽后可减少或消失。喘息型可听到哮鸣音及呼气延长,而且不易完全消失。并发肺气肿时有肺气肿体征。

### 四、实验室和其他检查

#### (一)X线检查

早期可无异常。病变反复发作,可见两肺纹理增粗、紊乱,呈网状或条索状、斑点状阴影,以下肺野较明显。

#### (二)呼吸功能检查

早期常无异常。如有小呼吸道阻塞时,最大呼气流速-容积曲线在75％和50％肺容量时,流量明显降低,它比第1秒用力呼气容积更为敏感。发展到呼吸道狭窄或有阻塞时,常有阻塞性通气功能障碍的肺功能表现,如第1秒用力呼气量占用力肺活量的比值减少(＜70％),最大通气量减少(低于预计值的80％);

流速-容量曲线减低更为明显。

### (三)血液检查

慢性支气管炎急性发作期或并发肺部感染时,可见白细胞及中性粒细胞计数增多。喘息型者嗜酸性粒细胞计数可增多。缓解期多无变化。

### (四)痰液检查

涂片或培养可见致病菌。涂片中可见大量中性粒细胞,已破坏的杯状细胞,喘息型者常见较多的嗜酸性粒细胞。

## 五、诊断和鉴别诊断

### (一)诊断标准

根据咳嗽、咳痰或伴喘息,每年发病持续 3 个月,连续 2 年或以上,并排除其他引起慢性咳嗽的心、肺疾病,可做出诊断。如每年发病持续不足 3 个月,而有明确的客观检查依据(如胸部 X 线片、呼吸功能等)也可诊断。

### (二)分型、分期

**1.分型**

可分为单纯型和喘息型两型。单纯型的主要表现为咳嗽、咳痰;喘息型者除有咳嗽、咳痰外尚有喘息,伴有哮鸣音,喘鸣在阵咳时加剧,睡眠时明显。

**2.分期**

按病情进展可分为 3 期。急性发作期是指"咳""痰""喘"等症状任何一项明显加剧,痰量明显增加并出现脓性或黏液脓性痰,或伴有发热等炎症表现 1 周之内。慢性迁延期是指有不同程度的"咳""痰""喘"症状迁延 1 个月以上者。临床缓解期是指经治疗或临床缓解,症状基本消失或偶有轻微咳嗽少量痰液,保持 2 个月以上者。

### (三)鉴别诊断

慢性支气管炎需与下列疾病相鉴别。

**1.支气管哮喘**

常于幼年或青年突然起病,一般无慢性咳嗽、咳痰史,以发作性、呼气性呼吸困难为特征。发作时两肺布满哮鸣音,缓解后可无症状。常有个人或家族过敏性疾病史。喘息型慢性支气管炎多见于中老年患者,一般以咳嗽、咳痰伴发喘息及哮鸣音为主要症状,感染控制后症状多可缓解,但肺部可听到哮鸣音。典型病例不难区别,但哮喘并发慢性支气管炎和/或肺气肿则难以区别。

### 2.咳嗽变异性哮喘

以刺激性咳嗽为特征,常由受到灰尘、油烟、冷空气等刺激而诱发,多有家族史或过敏史。抗生素治疗无效,支气管激发试验阳性。

### 3.支气管扩张

具有咳嗽、咳痰反复发作的特点,合并感染时有大量脓痰,或反复咯血。肺部以湿啰音为主,可有杵状指/趾。X 线检查常见下肺纹理粗乱或呈卷发状。支气管造影或 CT 检查可以鉴别。

### 4.肺结核

多有发热、乏力、盗汗、消瘦等结核中毒症状,咳嗽、咯血及局部症状等。经 X 线检查和痰结核分枝杆菌检查可以明确诊断。

### 5.肺癌

患者年龄常在 40 岁以上,特别是有多年吸烟史,发生刺激性咳嗽,常有反复发生或持续的血痰,或者慢性咳嗽性质发生改变。X 线检查可发现有块状阴影或结节状影或阻塞性肺炎。用抗生素治疗,未能完全消散,应考虑肺癌的可能,痰脱落细胞检查或经纤维支气管镜活检一般可明确诊断。

### 6.肺尘埃沉着病

有粉尘等职业接触史。X 线检查肺部可见硅结节,肺门阴影扩大及网状纹理增多,可做出诊断。

## 六、治疗

在急性发作期和慢性迁延期应以控制感染和祛痰、镇咳为主。伴发喘息时,应予解痉平喘治疗。对临床缓解期宜加强锻炼,增强体质,提高机体抵抗力,预防复发为主。

### (一)急性发作期的治疗

#### 1.控制感染

根据致病菌和感染严重程度或药敏试验选择抗生素。轻者可口服,较重患者用肌内注射或静脉滴注抗生素。常用的有喹诺酮类、头孢菌素类、大环内酯类、$\beta$ 内酰胺类或磺胺类抗生素口服,如左氧氟沙星 0.4 g,1 次/天;罗红霉素 0.3 g,2 次/天;阿莫西林 2~4 g/d,分 2~4 次口服;头孢呋辛 1.0 g/d,分 2 次口服;复方磺胺甲噁唑 2 片,2 次/天。能单独应用窄谱抗生素应尽量避免使用广谱抗生素,以免二重感染或产生耐药菌株。

#### 2.祛痰、镇咳

可改善患者症状,迁延期仍应坚持用药。可选用氯化铵合剂 10 mL,每天

3 次;也可加用溴己新 8～16 mg,每天 3 次;盐酸氨溴索 30 mg,每天 3 次。干咳则可选用镇咳药,如右美沙芬、那可丁等。中成药镇咳也有一定效果。对年老体弱无力咳痰者或痰量较多者,更应以祛痰为主,协助排痰,畅通呼吸道。应避免应用强的镇咳药,以免抑制中枢,加重呼吸道阻塞和炎症,导致病情恶化。

3.解痉、平喘

主要用于喘息明显的患者,常选用氨茶碱 0.1 g,每天 3 次,或用茶碱控释药;也可用特布他林、沙丁胺醇等 $\beta_2$ 激动药加糖皮质激素吸入。

4.气雾疗法

对于痰液黏稠不易咳出的患者,雾化吸入可稀释气管内的分泌物,有利排痰。目前主要用超声雾化吸入,吸入液中可加入抗生素及痰液稀释药。

**(二)缓解期治疗**

(1)加强锻炼,增强体质,提高免疫功能,加强个人卫生,注意预防呼吸道感染,如感冒流行季节避免到拥挤的公共场所,出门戴口罩等。

(2)避免各种诱发因素的接触和吸入,如戒烟、脱离接触有害气体的工作岗位等。

(3)反复呼吸道感染者可试用免疫调节药或中医中药治疗,如卡介苗、多糖核酸、胸腺肽等。

# 第五章

# 心内科疾病

## 第一节　原发性高血压

高血压是一种以体循环动脉压升高为主要表现的临床综合征,是最常见的心血管疾病,可分为原发性及继发性两大类。在绝大多数患者中,高血压的病因不明,称之为原发性高血压,又称高血压病,占总高血压患者的95%以上;在不足5%的患者中,血压升高是某些疾病的一种临床表现,本身有明确而独立的病因,称之为继发性高血压。

我国高血压的发病率较高,1991年全国高血压的抽样普查显示,血压>18.7/12.0 kPa(140/90 mmHg)的人占13.49%,美国>18.7/12.0 kPa(140/90 mmHg)的人占24%。我国高血压的致死率和致残率也较高。

我国高血压的知晓率、治疗率和控制率均较低。据2000年资料,我国高血压知晓率为26.3%;治疗率为21.2%,控制率为2.8%。

### 一、病因和发病机制

原发性高血压的病因尚未完全阐明,目前认为是在一定的遗传背景下由于多种后天环境因素作用使正常血压调节机制失代偿所致。

#### (一)遗传和基因因素

高血压病有明显的遗传倾向,据估计人群中至少20%~40%的血压变异是由遗传决定的。流行病学研究提示高血压发病有明显的家族聚集性。双亲无高血压、一方有高血压或双亲均有高血压,其子女高血压发生率分别为3%、28%和46%。单卵双生的同胞血压一致性较双卵双生同胞更为明显。

### （二）环境因素

高血压可能是遗传易感性和环境因素相互影响的结果。体重超重、膳食中高盐和中度以上饮酒是国际上已确定且亦为我国的流行病学研究证实的与高血压发病密切相关的危险因素。

国人平均体质指数（BMI）中年男性和女性分别为 21.0～24.5 和 21～25，近 10 年国人的 BMI 均值及超重率有增加的趋势。BMI 与血压呈显著相关，前瞻性研究表明，基线 BMI 每增加 1 kg/m$^2$，高血压的发生危险 5 年内增加 9%。每天饮酒量与血压呈线性相关。

膳食中钠盐摄入量与人群血压水平和高血压病患病率呈显著相关性。每天为满足人体生理平衡仅需摄入 0.5 g 氯化钠。国人食盐量每天北方为 12～18 g，南方为 7～8 g，高于西方国家。每人每天食盐平均摄入量增加 2 g，收缩压和舒张压分别增高 0.3 kPa(2.0 mmHg)和 0.2 kPa(1.2 mmHg)。我国膳食钙摄入量低于中位数人群中，膳食钠/钾比值亦与血压呈显著相关。

### （三）交感神经活性亢进

交感神经活性亢进是高血压发病机制中的重要环节。动物实验表明，条件反射可形成狗的神经精神源性高血压。长期处于应激状态如从事驾驶员、飞行员、外科医师、会计师、电脑等职业者高血压的患病率明显增加。原发性高血压患者中约 40% 循环中儿茶酚胺水平升高。长期的精神紧张、焦虑、压抑等所致的反复应激状态及对应激的反应性增强，使大脑皮质下神经中枢功能紊乱，交感神经和副交感神经之间的平衡失调，交感神经兴奋性增加，其末梢释放儿茶酚胺增多。

### （四）肾素-血管紧张素-醛固酮系统（RAAS）

体内存在两种 RAAS，即循环 RAAS 和局部 RAAS。Ang Ⅱ 是循环 RAAS 的最重要成分，通过强有力的直接收缩小动脉或通过刺激肾上腺皮质球状带分泌醛固酮而扩大血容量，或通过促进肾上腺髓质和交感神经末梢释放儿茶酚胺，均可显著升高血压。此外，体内其他激素如糖皮质激素、生长激素、雌激素等升高血压的途径亦主要经 RAAS 而产生。近年来发现，很多组织，例如，血管壁、心脏、中枢神经、肾脏肾上腺中均有 RAAS 各成分的 mRNA 表达，并有 Ang Ⅱ 受体和盐皮质激素受体存在。

引起 RAS 激活的主要因素有肾灌注减少，肾小管内液钠浓度减少，血容量降低，低钾血症，利尿药及精神紧张、寒冷、直立运动等。

目前认为,醛固酮在 RAAS 中占有不可缺少的重要地位。它具有依赖于 AngⅡ的一面,又有不完全依赖于 AngⅡ的独立作用,特别是在心肌和血管重塑方面。它除了受 AngⅡ的调节外,还受低钾、ACTH 等的调节。

### (五)血管重塑

血管重塑既是高血压所致的病理改变,也是高血压维持的结构基础。血管壁具有感受和整合急、慢性刺激并做出反应的能力,其结构处于持续的变化状态。高血压伴发的阻力血管重塑包括营养性重塑和肥厚性重塑两类。血压因素、血管活性物质和生长因子,以及遗传因素共同参与了高血压血管重塑的过程。

### (六)内皮细胞功能受损

血管管腔的表面均覆盖着内皮组织,其细胞总数几乎和肝脏相当,可看作人体内最大的脏器之一。内皮细胞不仅是一种屏障结构,而且具有调节血管舒缩功能、血流稳定性和血管重塑的重要作用。血压升高使血管壁剪切力和应力增加,去甲肾上腺素等血管活性物质增多,可明显损害内皮及其功能。内皮功能障碍可能是高血压导致靶器官损害及其并发症的重要原因。

### (七)胰岛素抵抗

高血压病患者中约有半数存在胰岛素抵抗现象。胰岛素抵抗指的是机体组织对胰岛素作用敏感性和/或反应性降低的一种病理生理反应,还使血管对体内升压物质反应增强,血中儿茶酚胺水平增加。高胰岛素血症可影响跨膜阳离子转运,使细胞内钙升高,加强缩血管作用。此外,还可影响糖、脂代谢及脂质代谢。上述这些改变均能促使血压升高,诱发动脉粥样硬化病变。

## 二、病理解剖

高血压的主要病理改变是动脉的病变和左心室的肥厚。随着病程的进展,心、脑、肾等重要脏器均可累及,其结构和功能因此发生不同程度的改变。

### (一)心脏

高血压病引起的心脏改变主要包括左心室肥厚和冠状动脉粥样硬化。血压升高和其他代谢内分泌因素引起心肌细胞体积增大和间质增生,使左心室体积和重量增加,从而导致左心室肥厚。血压升高和冠状动脉粥样硬化有密切的关系。冠状动脉粥样硬化病变的特点为动脉壁上出现纤维素性和纤维脂肪性斑块,并有血栓附着。随斑块的扩大和管腔狭窄的加重,可产生心肌缺血;斑块的破裂、出血及继发性血栓形成等可堵塞管腔造成心肌梗死。

### (二)脑

脑小动脉尤其颅底动脉环是高血压动脉粥样硬化的好发部位,可造成脑卒中,颈动脉的粥样硬化可导致同样的后果。近半数高血压病患者脑内小动脉有许多微小动脉瘤,这是导致脑出血的重要原因。

### (三)肾

高血压持续5~10年,即可引起肾脏小动脉硬化(弓状动脉硬化及小叶间动脉内膜增厚,入球小动脉玻璃样变),管壁增厚,管腔变窄,进而继发肾实质缺血性损害(肾小球缺血性皱缩、硬化,肾小管萎缩,肾间质炎性细胞浸润及纤维化),造成良性小动脉性肾硬化症。良性小动脉性肾硬化症发生后,由于部分肾单位被破坏,残存肾单位为代偿排泄废物,肾小球即会出现高压、高灌注及高滤过("三高"),而此"三高"又有两面性,若持续存在又会促使残存肾小球本身硬化,加速肾损害的进展,最终引起肾衰竭。

### 三、临床特点

#### (一)血压变化

高血压病初期血压呈波动性,血压可暂时性升高,但仍可自行下降和恢复正常。血压升高与情绪激动、精神紧张、焦虑及体力活动有关,休息或去除诱因血压便下降。随病情迁延,尤其在并发靶器官损害或有并发症之后,血压逐渐呈稳定和持久升高,此时血压仍可波动,但多数时间血压处于正常水平以上,情绪和精神变化可使血压进一步升高,休息或去除诱因并不能使之满意下降和恢复正常。

#### (二)症状

大多数患者起病隐袭,症状缺如或不明显,仅在体检或因其他疾病就医时才被发现。有的患者可出现头痛、心悸、后颈部或颞部搏动感,还有表现为神经官能症状如失眠、健忘或记忆力减退、注意力不集中、耳鸣、情绪易波动或发怒及神经质等。病程后期心脑肾等靶器官受损或有并发症时,可出现相应的症状。

#### (三)并发症

左心室肥厚的可靠体征为抬举性心尖冲动,表现为心尖冲动明显增强、搏动范围扩大及心尖冲动左移,提示左心室增大。主动脉瓣区第二心音可增加,带有金属音调。合并冠心病时可发生心绞痛,心肌梗死甚至猝死。晚期可发生心力衰竭。

脑血管并发症是我国高血压病最为常见的并发症,年发病率为 120/10 万～ 180/10 万,是急性心肌梗死的 4～6 倍。早期可有短暂性脑缺血(TIA)发作,还可发生脑血栓形成、脑栓塞(包括腔隙性脑梗死)、高血压脑病及颅内出血等。长期持久血压升高可引起良性小动脉性肾硬化症,从而导致肾实质的损害,可出现蛋白尿、肾功能损害,严重者可出现肾衰竭。

眼底血管被累及可出现视力进行性减退,严重高血压可促使形成主动脉夹层并破裂,常可致命。

### 四、实验室和特殊检查

#### (一)血压的测量

测量血压是诊断高血压和评估其严重程度的主要依据。目前评价血压水平的方法有以下 3 种。

1.诊所偶测血压

诊所偶测血压(偶测血压)是由医护人员在标准条件下按统一的规范进行测量,是目前诊断高血压和分级的标准方法。应相隔 2 分钟重复测量,以 2 次读数平均值为准,如 2 次测量的收缩压或舒张压读数相差超过 0.7 kPa(5 mmHg),应再次测量,并取 3 次读数的平均值。

2.自测血压

采用无创半自动或全自动电子血压计在家中或其他环境中患者给自己或家属给患者测量血压,称为自测血压,它是偶测血压的重要补充,在诊断单纯性诊所高血压,评价降压治疗的效果,改善治疗的依从性等方面均极其有益。

3.动态血压监测

一般监测的时间为 24 小时,测压时间间隔白天为 30 分钟,夜间为 60 分钟。动态血压监测提供 24 小时,白天和夜间各时间段血压的平均值和离散度,可较为客观和敏感地反映患者的实际血压水平,且可了解血压的变异性和昼夜变化的节律性,估计靶器官损害与预后,比偶测血压更为准确。

动态血压监测的参考标准正常值为 24 小时低于 17.3/10.7 kPa(130/80 mmHg),白天低于 18.0/11.3 kPa(135/85 mmHg),夜间低于 16.7/10.0 kPa(125/75 mmHg)。夜间血压均值一般较白天均值低 10%。正常血压波动曲线形状如长柄勺,夜间 2～3 时处于低谷,凌晨迅速上升,上午 6～8 时和下午 4～6 时出现两个高峰,尔后缓慢下降。早期高血压患者的动态血压曲线波动幅度较大,晚期患者波动幅度较小。

### (二)尿液检查

肉眼观察尿的透明度、颜色,有无血尿;测比重、pH、蛋白和糖含量,并做镜检。尿比重降低(<1.010)提示肾小管浓缩功能障碍。正常尿液 pH 在 5.0~7.0。某些肾脏疾病如慢性肾炎并发的高血压可在血糖正常的情况下出现糖尿,是由近端肾小管重吸收障碍引起的。尿微量蛋白可采用放射免疫法(放免法)或酶联免疫法测定,其升高程度,与高血压病程及合并的肾功能损害有密切关系。尿转铁蛋白排泄率更为敏感。

### (三)血液生化检查

测定血钾、尿素氮、肌酐、尿酸、空腹血糖、血脂,还可检测一些选择性项目,如 PRA、醛固酮。

### (四)胸部 X 线片

早期高血压患者可无特殊异常,后期患者可见主动脉弓迂曲延长、左心室增大。胸部 X 线片对主动脉夹层、胸主动脉及腹主动脉缩窄有一定的帮助,但进一步确诊还需做相关检查。

### (五)心电图

体表心电图对诊断高血压患者是否合并左心室肥厚、左心房负荷过重和心律失常有一定帮助。心电图诊断左心室肥厚的敏感性不如超声心动图,但对评估预后有帮助。

### (六)超声心动图

超声心动图(UCG)能可靠地诊断左心室肥厚,其敏感性较心电图高 7~10 倍。左心室重量指数(LVMI)是一项反映左心肥厚及其程度较为准确的指标,与病理解剖的符合率和相关性较高。UCG 还可评价高血压患者的心脏功能,包括收缩功能、舒张功能。如疑有颈动脉、外周动脉和主动脉病变,应做血管超声检查;疑有肾脏疾病的患者,应做肾脏 B 超。

### (七)眼底检查

可发现眼底的血管病变和视网膜病变。血管病变包括变细、扭曲、反光增强、交叉压迫及动静脉比例降低。视网膜病变包括出血、渗出、视盘水肿等。高血压眼底改变可分为 4 级。

Ⅰ级:视网膜小动脉出现轻度狭窄、硬化、痉挛和变细。

Ⅱ级:小动脉呈中度硬化和狭窄,出现动脉交叉压迫症,视网膜静脉阻塞。

Ⅲ级:动脉中度以上狭窄伴局部收缩,视网膜有棉絮状渗出、出血和水肿。

Ⅳ级:视盘水肿并有Ⅲ级眼底的各种表现。

高血压眼底改变与病情的严重程度和预后相关。Ⅲ和Ⅳ级眼底,是急进型和恶性高血压诊断的重要依据。

### 五、诊断和鉴别诊断

高血压患者应进行全面的临床评估。评估的方法是详细询问病史、做体格检查和实验室检查,必要时还要进行一些特殊的器械检查。

#### (一)诊断标准和分类

如表5-1所示,根据1999年世界卫生组织高血压专家委员会(WHO/ISH)确定的标准和中国高血压防治指南(1999年10月)的规定,18岁以上成年人高血压定义为:在未服抗高血压药物的情况下收缩压≥18.7 kPa(140 mmHg)和/或舒张压≥12.0 kPa(90 mmHg)。患者既往有高血压史,目前正服用抗高血压药物,血压虽已低于18.7/12.0 kPa(140/90 mmHg),也应诊断为高血压;患者收缩压与舒张压属于不同的级别时,应按两者中较高的级别分类。

表5-1 1999年WHO血压水平的定义和分类

| 类别 | 收缩压(mmHg) | 舒张压(mmHg) |
| --- | --- | --- |
| 理想血压 | <120 | <80 |
| 正常血压 | <120 | <85 |
| 正常高值 | 130~139 | 85~89 |
| 1级高血压(轻度) | 140~159 | 90~99 |
| 亚组:临界高血压 | 140~149 | 90~94 |
| 2级高血压(中度) | 160~179 | 100~109 |
| 3级高血压(重度) | ≥180 | ≥110 |
| 单纯收缩期高血压 | ≥140 | <90 |
| 亚组:临界收缩期高血压 | 140~149 | <90 |

1 mmHg=0.133 kPa。

#### (二)高血压的危险分层

高血压是脑卒中和冠心病的独立危险因素。高血压病患者的预后和治疗决策不仅要考虑血压水平,还要考虑心血管疾病的危险因素、靶器官损害和相关的临床状况,并可根据某几项因素合并存在时对心血管事件绝对危险的影响,做出危险分层的评估,即将心血管事件的绝对危险性分为 4 类:低危、中危、高危和极高危。在随后的 10 年中发生一种主要心血管事件的危险性低危组、中危组、高危组和极高危组分别为低于 15％、15％～20％、20％～30％和高于 30％(表 5-2)。

表 5-2　影响预后的因素

| 心血管疾病的危险因素 | 靶器官损害 | 合并的临床情况 |
|---|---|---|
| 用于危险性分层的危险因素:<br>(1)收缩压和舒张压的水平<br>(1～3 级)<br>(2)男性>55 岁<br>(3)女性>65 岁<br>(4)吸烟<br>(5)胆固醇>5.72 mmol/L<br>　(2.2 mg/dL)<br>(6)糖尿病<br>(7)早发心血管疾病家族史<br>(发病年龄<55 岁,女<65 岁)<br>加重预后的其他因素:<br>(1)高密度脂蛋白胆固醇<br>降低<br>(2)低密度脂蛋白胆固醇<br>升高<br>(3)糖尿病伴微量清蛋白尿<br>(4)葡萄糖耐量降低<br>(5)肥胖<br>(6)以静息为主的生活方式<br>(7)血浆纤维蛋白原增高 | (1)左心室肥厚(心电图、超声心动图或 X 线)<br>(2)蛋白尿和/或血浆肌酐水平升高 106 ～ 177 $\mu mol/L$<br>(1.2～2.0 mg/dL)<br>(3)超声或 X 线证实有动脉粥样硬化斑块(颈、髂、股或主动脉)<br>(4)视网膜普遍或灶性动脉狭窄 | 脑血管疾病:<br>(1)缺血性脑卒中<br>(2)脑出血<br>(3)短暂性脑缺血发作<br>心脏疾病:<br>(1)心肌梗死<br>(2)心绞痛<br>(3)冠状动脉血运重建<br>(4)充血性心力衰竭<br>肾脏疾病:<br>(1)糖尿病肾病<br>(2)肾衰竭(血肌酐水平>177 $\mu mol/L$ 或 2.0 mg/dL)<br>血管疾病:<br>(1)夹层动脉瘤<br>(2)症状性动脉疾病<br>重度高血压性视网膜病变:<br>(1)出血或渗出<br>(2)视盘水肿 |

高血压危险分层的主要根据是弗明翰研究中心的平均年龄 60 岁(45～80 岁)患者随访 10 年心血管疾病死亡、非致死性脑卒中和心肌梗死的资料。但西方国家高血压人群中并发的脑卒中发病率相对较低,而心力衰竭或肾脏疾病较常见,故这一危险性分层仅供参考(表 5-3)。

表 5-3 高血压病危险分层

| 危险因素和病史 | 血压（kPa） | | |
| --- | --- | --- | --- |
| | 1 级 | 2 级 | 3 级 |
| Ⅰ 无其他危险因素 | 低危 | 中危 | 高危 |
| Ⅱ 1～2 危险因素 | 中危 | 中危 | 极高危 |
| Ⅲ ≥3 个危险因素或靶器官损害或糖尿病 | 高危 | 高危 | 极高危 |
| Ⅳ 并存的临床情况 | 极高危 | 极高危 | 极高危 |

**（三）鉴别诊断**

在确诊高血压病之前应排除各种类型的继发性高血压，因为有些继发性高血压的病因可消除，其原发疾病治愈后，血压即可恢复正常。常见的继发性高血压有下列几种类型。

1.肾实质性疾病

慢性肾小球肾炎、慢性肾盂肾炎、多囊肾和糖尿病肾病等均可引起高血压。这些疾病早期均有明显的肾脏病变的临床表现，在病程的中后期出现高血压，至终末期肾病阶段高血压几乎都和肾功能不全相伴发。因此，根据病史、尿常规和尿沉渣细胞计数不难与原发性高血压的肾脏损害相鉴别。肾穿刺病理检查有助于诊断慢性肾小球肾炎；多次尿细菌培养和静脉肾盂造影对诊断慢性肾盂肾炎有价值。糖尿病肾病者均有多年糖尿病病史。

2.肾血管性高血压

单侧或双侧肾动脉主干或分支病变可导致高血压。肾动脉病变可为先天性或后天性。先天性肾动脉狭窄主要为肾动脉肌纤维发育不良所致；后天性狭窄由大动脉炎、肾动脉粥样硬化、动脉内膜纤维组织增生等病变所致。此外，肾动脉周围粘连或肾蒂扭曲也可导致肾动脉狭窄。此病在成人高血压中不足 1%，但在骤发的重度高血压和临床上有可疑诊断线索的患者中则有较高的发病率。如有骤发的高血压并迅速进展至急进性高血压、中青年尤其是 30 岁以下的高血压且无其他原因、腹部或肋脊角闻及血管杂音，提示肾血管性高血压的可能。可疑病例可做肾动脉多普勒超声、口服卡托普利激发后做同位素肾图和肾素测定、肾动脉造影、数字减影血管造影术（DSA），有助于做出诊断。

3.嗜铬细胞瘤

嗜铬细胞瘤 90% 位于肾上腺髓质，右侧多于左侧。交感神经节和体内其他部位的嗜铬组织也可发生此病。肿瘤释放出大量儿茶酚胺,引起血压升高和代谢紊乱。高血压可为持续性,亦可呈阵发性。阵发性高血压发作的持续时间从十多分钟至数天,间歇期亦长短不等。发作频繁者一天可数次。发作时除血压骤然升高外,还有头痛、心悸、恶心、多汗、四肢冰冷和麻木感、视力减退、上腹或胸骨后疼痛等。典型的发作可由于情绪改变如兴奋、恐惧、发怒而诱发。年轻人难以控制的高血压,应注意与此病相鉴别。此病如表现为持续性高血压则难与原发性高血压相鉴别。血和尿儿茶酚胺及其代谢产物香草基杏仁酸的测定、酚妥拉明试验、胰高血糖素激发试验、可乐定抑制试验、甲氧氯普胺试验有助于做出诊断。超声、放射性核素及电子计算机 X 线体层显像(CT)、磁共振成像可显示肿瘤的部位。

4.原发性醛固酮增多症

病因为肾上腺肿瘤或增生所致的醛固酮分泌过多,典型的症状和体征见以下 3 个方面。

(1)轻至中度高血压。

(2)多尿尤其是夜尿增多、口渴、尿比重下降、碱性尿和蛋白尿。

(3)发作性肌无力或瘫痪、肌痛、抽搐或手足麻木感等。

凡高血压者合并上述 3 项临床表现,并有低钾血症、高血钠性碱中毒而无其他原因可解释的,应考虑此病之可能。实验室检查可发现血和尿醛固酮升高,血浆肾素降低、尿醛固酮排泄增多等。

5.库欣综合征

库欣综合征是肾上腺皮质肿瘤或增生分泌糖皮质激素过多所致的。除高血压外,有向心性肥胖、满月脸、水牛背、皮肤紫纹、毛发增多、血糖增高等特征,诊断一般并不困难。24 小时尿中 17-羟及 17-酮类固醇增多,地塞米松抑制试验及肾上腺皮质激素兴奋试验阳性有助于诊断。颅内蝶鞍 X 线检查、肾上腺 CT 扫描及放射性碘化胆固醇肾上腺扫描可用于病变定位。

6.主动脉缩窄

多数为先天性血管畸形,少数为多发性大动脉炎所引起。特点为上肢血压增高而下肢血压不高或降低,呈上肢血压高于下肢血压的反常现象。肩胛间区、胸骨旁、腋部可有侧支循环动脉的搏动和杂音或腹部听诊有血管杂音。胸部 X 线摄影可显示肋骨受侧支动脉侵蚀引起的切迹。主动脉造影可确定诊断。

## 六、治疗

### (一)评估和监测程序

如图 5-1 所示,确诊高血压病后应根据其危险因素、靶器官损害及相关临床情况做出危险分层。高危和极高危患者应立即开始药物治疗。中危和低危患者则先监测血压和其他危险因素,而后再根据血压状况决定是否开始药物治疗。

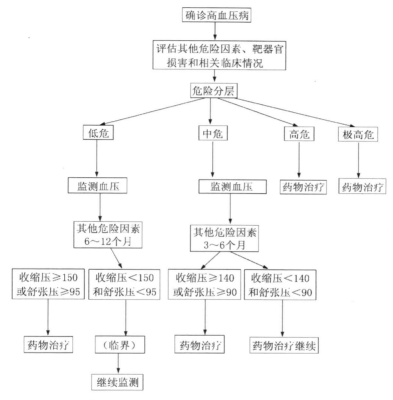

图 5-1　高血压病患者评估和监测程序(血压单位为 mmHg)

### (二)降压目标

根据新指南精神,中青年高血压患者血压应降至 17.3/11.3 kPa (130/85 mmHg)以下。HOT 研究表明,舒张压达到较低目标血压组的糖尿病患者,其心血管病危险明显降低,故伴糖尿病者应把血压降至 17.3/10.7 kPa (130/80 mmHg)以下;高血压合并肾功能不全、尿蛋白超过 1 g/24 h,至少应将血压降至 17.3/10.7 kPa(130/80 mmHg),甚至16.7/10.0 kPa(125/75 mmHg)以下;老年高血压患者的血压应控制在 18.7/12.0 kPa(140/90 mmHg)以下,且尤应重视降低收缩压。

### (三)非药物治疗

高血压应采取综合措施治疗,任何治疗方案都应以非药物疗法为基础。积极有效的非药物治疗可通过多种途径干扰高血压的发病机制,起到一定的降压作用,并有助于减少靶器官损害的发生。非药物治疗的具体内容包括以下几项。

1.戒烟

吸烟所致的加压效应使高血压并发症如脑卒中、心肌梗死和猝死的危险性显著增加,并降低或抵消降压疗效,加重脂质代谢紊乱,降低胰岛素敏感性,减弱内皮细胞依赖性血管扩张效应和增加左心室肥厚的倾向。戒烟对心血管的良好益处,任何年龄组在戒烟1年后即可显示出来。

2.戒酒或限制饮酒

戒酒和减少饮酒可使血压显著降低。

3.减轻和控制体重

体重减轻10%,收缩压可降低0.8 kPa(6.6 mmHg)。超重10%以上的高血压患者体重减少5 kg,血压便明显降低,且有助于改善伴发的危险因素如糖尿病、高脂血症、胰岛素抵抗和左心室肥厚。新指南中建议体质指数($kg/m^2$)应控制在24以下。

4.合理膳食

按WHO的建议,钠摄入每天应少于2.4 g(相当于氯化钠6 g)。通过食用含钾丰富的水果(如香蕉、橘子)和蔬菜(如油菜、苋菜、香菇、大枣等),增加钾的摄入。减少膳食中的脂肪,适量补充优质蛋白质。

5.增加体力活动

根据新指南提供的参考标准,常用运动强度指标可用运动时的最大心率达到180次/分或170次/分减去平时心率,如要求精确则采用最大心率的60%～85%作为运动适宜心率。运动频度一般要求每周3～5次,每次持续20～60分钟即可。中老年高血压患者可选择步行、慢跑、上楼梯、骑自行车等。

6.减轻精神压力,保持心理平衡

长期精神压力和情绪忧郁既是导致高血压,又是降压治疗效果欠佳的重要原因。应对患者进行耐心劝导和心理疏导,鼓励其参加体育/文化和社交活动,鼓励高血压患者保持宽松、平和、乐观的健康心态。

### (四)初始降压治疗药物选择

高血压病治疗应采取个体化原则。应根据高血压危险因素、靶器官损害及合并疾病等情况选择初始降压药物。

### (五)高血压病药物治疗

**1.药物治疗原则**

(1)采用最小的有效剂量以获得可能有的疗效而使不良反应减至最小。

(2)为了有效防止靶器官损害,要求一天 24 小时内稳定降压,并能防止从夜间较低血压到清晨血压突然升高而导致猝死、脑卒中和心脏病发作。要达到此目的,最好每天 1 次给予有持续降压作用的药物。

(3)单一药物疗效不佳时不宜过多增加单种药物的剂量,而应及早采用两种或两种以上药物联合治疗,这样有助于提高降压效果而不增加不良反应。

(4)判断某一种或几种降压药物是否有效,以及是否需要更改治疗方案时,应充分考虑该药物达到最大疗效所需的时间。在药物发挥最大效果前过于频繁地改变治疗方案是不合理的。

(5)高血压病是一种终身性疾病,一旦确诊后应坚持终身治疗。

**2.降压药物的选择**

目前临床常用的降压药物有许多种类。无论选用何种药物,其治疗目的均是将血压控制在理想范围,预防或减轻靶器官损害。新指南强调,降压药物的选用应根据治疗对象的个体情况、药物的作用、代谢、不良反应和药物的相互作用确定。

**3.临床常用降压药物**

临床常用的药物主要有六大类:利尿药、α 受体阻滞剂、钙通道阻滞剂、血管紧张素转化酶抑制剂(ACEI)、β 受体阻滞剂及血管紧张素 Ⅱ 受体阻滞剂。降压药物的疗效和不良反应情况个体间差异很大,临床应用时要充分注意。

(1)利尿药。

作用机制:此类药物可减少细胞外液容量、降低心排血量,并通过利钠作用降低血压。降压作用较弱,起作用较缓慢,但与其他降压药物联合应用时常有相加或协同作用,常可作为高血压的基础治疗。螺内酯不仅可以降压,而且能抑制心肌及血管的纤维化。

种类和应用方法:有噻嗪类、保钾利尿药和襻利尿药 3 类。降压治疗中比较常用的利尿药有下列几种:氢氯噻嗪 12.5～25.0 mg,每天 1 次;阿米洛利 5～10 mg,每天 1 次;吲达帕胺 1.25～2.50 mg,每天 1 次;氯噻酮 12.5～25.0 mg,每天 1 次;螺内酯 20 mg,每天 1 次;氨苯蝶啶 25～50 mg,每天 1 次。在少数情况下用呋塞米 20～40 mg,每天 2 次。

主要适应证:利尿药可作为无并发症高血压患者的首选药物,主要适用于轻中度高血压,尤其是老年高血压包括老年单纯性收缩期高血压、肥胖及并发心力衰竭患者。襻利尿药作用迅速,肾功能不全时应用较多。

注意事项:利尿药应用可降低血钾,尤以噻嗪类和呋塞米为明显,长期应用者应适量补钾(每天 1~3 g),并鼓励多吃水果和富含钾的绿色蔬菜。此外,噻嗪类药物可干扰糖、脂和尿酸代谢,故应慎用于糖尿病和血脂代谢失调者,禁用于痛风患者。保钾利尿药因可升高血钾,应尽量避免与 ACEI 合用,禁用于肾功能不全者。利尿药的不良反应与剂量密切相关,故宜采用小剂量。

(2)β受体阻滞剂。

作用机制:通过减慢心率、减少心肌收缩力、降低心排血量、降低血浆肾素活性等多种机制发挥降压作用。其降压作用较弱,起效时间较长(1~2 周)。

主要适应证:主要适用于轻中度高血压,尤其在静息时心率较快(>80 次/分)的中青年患者,也适用于高肾素活性的高血压、伴心绞痛或心肌梗死后,以及伴室上性快速心律失常者。

种类和应用方法:常用于降压治疗的 $β_1$ 受体阻滞剂有美托洛尔 25~50 mg,每天 1~2 次;阿替洛尔 25 mg,每天 1~2 次;比索洛尔 2.5~10 mg,每天 1 次。选择性 $α_1$ 和非选择性 β 受体阻滞剂:拉贝洛尔每次 0.1 g,每天 3~4 次,以后按需增至 0.6~0.8 g,重症高血压可达每天 1.2~2.4 g;卡维地洛 6.25~12.5 mg,每天 2 次。拉贝洛尔和美托洛尔均有静脉制剂,可用于重症高血压或高血压危象而需要较迅速降压治疗的患者。

注意事项:常见的不良反应有疲乏和肢体冷感,可出现躁动不安、胃肠功能不良等。还可能影响糖代谢、脂代谢,因此伴有心脏传导阻滞、哮喘、慢性阻塞性肺疾病及周围血管疾病患者应列为禁忌;因此类药可掩盖低血糖反应,因此应慎用于胰岛素依赖性糖尿病患者。长期应用者突然停药可发生反跳现象,即原有的症状加重、恶化或出现新的表现,较常见有血压反跳性升高,伴头痛、焦虑、震颤、出汗等,称之为撤药综合征。

(3)钙通道阻滞剂(CCB)。

作用机制:主要通过阻滞细胞浆膜的钙离子通道、松弛周围动脉血管的平滑肌,使外周血管阻力下降而发挥降压作用。

主要适应证:可用于各种程度的高血压,尤其是老年高血压、伴冠心病心绞痛、周围血管病、糖尿病或糖耐量异常妊娠期高血压,以及合并有肾脏损害的患者。

种类和应用方法：应优先考虑使用长效制剂如非洛地平缓释片 2.5～5.0 mg，每天 1 次；硝苯地平控释片 30 mg，每天 1 次；氨氯地平 5 mg，每天 1 次；拉西地平 4 mg，每天 1～2 次；维拉帕米缓释片 120～240 mg，每天 1 次；地尔硫䓬缓释片 90～180 mg，每天 1 次。由于有诱发猝死之嫌，速效二氢吡啶类钙通道阻滞剂的临床使用正在逐渐减少，而提倡应用长效制剂。其价格一般较低廉，在经济条件落后的农村及边远地区速效制剂仍不失为一种可供选择的抗高血压药物，可使用硝苯地平或尼群地平普通片剂 10 mg，每天 2～3 次。

注意事项：主要不良反应为血管扩张所致的头痛、颜面潮红和踝部水肿，发生率在 10% 以下，需要停药的只占极少数。踝部水肿是由于毛细血管前血管扩张而非水钠潴留所致。硝苯地平的不良反应较明显且可引起反射性心率加快，但若从小剂量开始逐渐加大剂量，可明显减轻或减少这些不良反应。非二氢吡啶类对传导功能及心肌收缩力有负性影响，因此禁用于心脏传导阻滞和心力衰竭时。

（4）血管紧张素转化酶抑制剂（ACEI）。

作用机制：通过抑制血管紧张素转化酶使血管紧张素 II 生成减少，并抑制缓激肽，使缓激肽降解。这类药物可抑制循环和组织的 RAAS，减少神经末梢释放去甲肾上腺素和血管内皮形成内皮素；还可作用于缓激肽系统，抑制缓激肽降解，增加缓激肽和扩张血管的前列腺素的形成。这些作用不仅能有效降低血压，而且具有靶器官保护的功能。

ACEI 对糖代谢和脂代谢无影响，血浆尿酸可能降低。即使合用利尿药亦可维持血钾稳定，因 ACEI 可防止利尿药所致的继发性高醛固酮血症。此外，ACEI 在产生降压作用时不会引起反射性心动过速。

种类和应用方法：常用的 ACEI 有卡托普利 25～50 mg，每天 2～3 次；依那普利 5～10 mg，每天 1～2 次；贝那普利 5～20 mg，雷米普利 2.5～5.0 mg，培哚普利 4～8 mg，西拉普利 2.5～10.0 mg，福辛普利 10～20 mg，均每天 1 次。

主要适应证：ACEI 可用来治疗轻中度或严重高血压，尤其适用于伴左心室肥厚、左心室功能不全或心力衰竭、糖尿病并有微量蛋白尿、肾脏损害（血肌酐＜265 $\mu$mol/L）并有蛋白尿的患者。本药还可安全地使用于伴有慢性阻塞性肺部疾病或哮喘、周围血管疾病或雷诺现象、抑郁症，以及胰岛素依赖性糖尿病患者。

注意事项：最常见不良反应为持续性干咳，发生率为 3%～22%。多见于用药早期（数天至几周），亦可出现于治疗的后期，其机制可能由于 ACEI 抑制了激肽酶Ⅱ,使缓激肽的作用增强和前列腺素形成。症状不重应坚持服药,半数可在2～3个月内咳嗽消失。改用其他 ACEI,咳嗽可能不出现。福辛普利和西拉普利引起干咳少见。其他可能发生不良反应有低血压、高钾血症、血管神经性水肿(偶尔可致喉痉挛、喉或声带水肿)、皮疹及味觉障碍。

双侧肾动脉狭窄或单侧肾动脉严重狭窄、合并高血钾血症或严重肾衰竭等患者 ACEI 应列为禁忌。因有致畸危险不能用于合并妊娠的妇女。

(5)血管紧张素Ⅱ受体阻滞剂(ARB)。

作用机制:这类药物可选择性阻断 Ang Ⅱ 的Ⅰ型受体而起作用,具有 ACEI 相似的血流动力学效应。从理论上讲,其比 ACEI 存在如下优点:①作用不受 ACE 基因多态性的影响。②还能抑制非 ACE 催化产生的 Ang Ⅱ 的致病作用。③促进 Ang Ⅱ 与 $AT_2$ 结合发挥"有益"效应。这3项优点结合起来将可能使 ARB 的降血压及对靶器官保护作用更有效,但需要大规模的临床试验进一步证实,目前尚无循证医学的证据表明 ARB 的疗效优于或等同于 ACEI。

种类和应用方法:目前在国内上市的 ARB 有3类。第一、二、三代分别为氯沙坦、缬沙坦、依贝沙坦。氯沙坦 50～100 mg,每天1次,氯沙坦和小剂量氢氯噻嗪(25 mg/d)合用,可明显增强降压效应;缬沙坦 80～160 mg,每天1次;依贝沙坦 150 mg,每天1次;替米沙坦 80 mg,每天1次;坎地沙坦 1 mg,每天1次。

主要适应证:适用对象与 ACEI 相同。目前主要用于 ACEI 治疗后发生干咳等不良反应且不能耐受的患者。氯沙坦有降低血尿酸作用,尤其适用于伴高尿酸血症或痛风的高血压患者。

注意事项:此类药物的不良反应轻微而短暂,因不良反应需中止治疗者极少。不良反应为头晕、与剂量有关的直立性低血压、皮疹、血管神经性水肿、腹泻、肝功能异常、肌痛和偏头痛等。禁用对象与 ACEI 相同。

(6)$\alpha_1$ 受体阻滞剂。

作用机制:这类药可选择性阻滞血管平滑肌突触后膜 $\alpha_1$ 受体,使小动脉和静脉扩张,外周阻力降低。长期应用对糖代谢并无不良影响,且可改善脂代谢,升高 HDL-C 水平,还能减轻前列腺增生患者的排尿困难,缓解症状。降压作用较可靠,但是否与利尿药、受体阻滞剂一样具有降低病死率的效益,尚不清楚。

种类和应用方法:常用制剂有哌唑嗪 1 mg,每天1次;多沙唑嗪 1～6 mg,每天1次;特拉唑嗪 1～8 mg,每天1次;苯哌地尔 25～50 mg,每天2次。

适应证:目前一般用于轻中度高血压,尤其适用于伴高脂血症或前列腺肥大患者。

注意事项:主要不良反应为"首剂现象",多见于首次给药后 $30\sim90$ 分钟,表现为严重的直立性低血压、眩晕、晕厥、心悸等,是由于内脏交感神经的收缩血管作用被阻滞后,静脉舒张使回心血量减少。首剂现象以哌唑嗪较多见,特拉唑嗪较少见。合用β受体阻滞剂、低钠饮食或曾用过利尿药者较易发生。防治方法是首剂量减半,临睡前服用,服用后平卧或半卧休息 $60\sim90$ 分钟,并在给药前至少一天停用利尿药。其他不良反应有头痛、嗜睡、口干、心悸、鼻塞、乏力、性功能障碍等,常可在连续用药过程中自行减轻或缓解。有研究表明哌唑嗪能增加高血压患者的死亡率,因此现在临床上已很少应用。

**(六)降压药物的联合应用**

降压药物的联合应用已公认为是较好和合理的治疗方案。

**1.联合用药的意义**

研究表明,单药治疗使高血压患者血压达标($<18.7/12.0$ kPa 或 $140/90$ mmHg)比率仅为 $40\%\sim50\%$,而两种药物的合用可使 $70\%\sim80\%$ 的患者血压达标。HOT 试验结果表明,达到预定血压目标水平的患者中,采用单一药物、两药合用或三药合用的患者分别占 $30\%\sim40\%$、$40\%\sim50\%$ 和少于 $10\%$,处于联合用药状态约占 $68\%$。

联合用药可减少单一药物剂量,提高患者的耐受性和依从性。单药治疗如效果欠佳,只能加大剂量,这就增加不良反应发生的危险性,且有的药物随剂量增加,不良反应增大的危险性超过了降压作用增加的效益,亦即药物的危险/效益比转向不利的一面。联合用药可避免此种两难局面。

联合用药还可使不同的药物互相取长补短,有可能减轻或抵消某些不良反应。任何药物在长期治疗中均难以完全避免其不良反应,如β受体阻滞剂的减慢心率作用,CCB 可引起踝部水肿和心率加快。这些不良反应如能选择适当的合并用药就有可能被矫正或消除。

**2.利尿药为基础的两种药物联合应用**

大型临床试验表明,噻嗪类利尿药可与其他降压药有效地合用,故在需要合并用药时利尿药可作为基础药物。常采用下列合用方法。

(1)利尿药加 ACEI 或血管紧张素Ⅱ受体阻滞剂:利尿药的不良反应是激活 RAAS,造成一系列不利于降低血压的负面作用。然而,这反而增强了 ACEI 或血管紧张素Ⅱ受体阻滞剂对 RAAS 的阻断作用,亦即这两种药物通过利尿药对 RAAS 的激活,可产生更强有力的降压效果。此外,ACEI 和血管紧张素Ⅱ受体阻滞剂由于可使血钾水平稍上升,从而能防止利尿药长期应用所致的电解质紊乱,尤其是低血钾等不良反应。

（2）利尿药加β受体阻滞剂或α₁受体阻滞剂:β受体阻滞剂可抵消利尿药所致的交感神经兴奋和心率增快作用,而噻嗪类利尿药又可消除β受体阻滞剂或α₁受体阻滞剂的促肾滞钠作用。此外,在对血管的舒缩作用上噻嗪类利尿药可加强α₁受体阻滞剂的扩血管效应,而抵消β受体阻滞剂的缩血管作用。

3.CCB为基础的两药合用

我国临床上初治药物中仍以CCB最为常用。国人对此类药一般均有良好反应,CCB为基础的联合用药在我国有广泛的基础。

（1）CCB加ACEI:前者具有直接扩张动脉的作用,后者通过阻断RAAS和降低交感活性,既扩张动脉,又扩张静脉,故两药在扩张血管上有协同降压作用。二氢吡啶类CCB产生的踝部水肿可被ACEI消除。两药在心肾和血管保护上,在抗增殖和减少蛋白尿上亦均有协同作用。此外,ACEI可阻断CCB所致反射性交感神经张力增加和心率加快的不良反应。

（2）二氢吡啶类CCB加β受体阻滞剂:前者具有的扩张血管和轻度增加心排血量的作用,正好抵消β受体阻滞剂的缩血管及降低心排血量作用。两药对心率的相反作用可使患者心率不受影响。

4.其他联合应用方法

如两药合用仍不能奏效,可考虑采用3种药物合用,例如,噻嗪类利尿药加ACEI加水溶性β受体阻滞剂（阿替洛尔）,或噻嗪类利尿药加ACEI加CCB,以及利尿药加β受体阻滞剂加其他血管扩张药（肼屈嗪）。

### 七、高血压危象

#### （一）定义和分类

已经有许多不同的名词被用于血压重度急性升高的情况。但多数研究者将高血压急症定义为收缩压或舒张压急剧增高（如舒张压增高到17.3 kPa或以上）,同时伴有中枢神经系统、心脏或肾脏等靶器官损伤。高血压急症较少见,此类患者需要在严密监测下通过静脉给药的方法使血压立即降低。与高血压急症不同,如果患者的血压重度增高,但无急性靶器官损害的证据,则定义为高血压次急症。对此类患者,需在24～48小时内使血压逐渐下降。两者统称为高血压危象（表5-4）。

表 5-4 高血压危象分类

| 高血压急症 | 高血压次急症 |
| --- | --- |
| 高血压脑病 | 急进性恶性高血压 |
| 颅内出血 | 循环中儿茶酚胺水平过高 |
| 动脉硬化栓塞性脑梗死 | 降压药物的撤药综合征 |
| 急性肺水肿 | 服用拟交感神经药物 |
| 急性冠脉综合征 | 食物或药物与单胺氧化酶抑制剂相互作用 |
| 急性主动脉夹层 | 围术期高血压 |
| 急性肾衰竭 | |
| 肾上腺素能危象 | |
| 子痫 | |

**(二)临床表现**

高血压危象的症状和体征的轻重往往因人而异。

(1)一般症状可有出汗、潮红、苍白、眩晕、濒死感、耳鸣、鼻出血。

(2)心脏症状可有心悸、心律失常、胸痛、呼吸困难、肺水肿。

(3)脑部症状可有头痛、头晕、恶心、目眩、局部症状、痛性痉挛、昏迷等。

(4)肾脏症状有少尿、血尿、蛋白尿、电解质紊乱、氮质血症、尿毒症。

(5)眼部症状有闪光、点状视觉、视物模糊、视觉缺陷、复视、失明。

**(三)治疗**

**1.一般原则**

对高血压急症患者,需在 ICU 中严密监测(必要时进行动脉内血压监测),通过静脉给药迅速控制血压(但并非降至正常水平)。对高血压次急症患者,应在 24～48 小时内逐渐降低血压(通常给予口服降压药)。

静脉用药控制血压的即刻目标是在 30～60 分钟内将舒张压降低 10%～15%,或降到 14.7 kPa(110 mmHg)左右。对急性主动脉夹层患者,应 15～30 分钟内达到这一目标。以后用口服降压药维持。

**2.高血压急症治疗**

导致高血压急症的疾病很多。目前有多种静脉用药可作降压之用(表 5-5)。

表 5-5　高血压急症静脉用药的选择

| 病种 | 药物选择 |
| --- | --- |
| 急性肺水肿 | 硝普钠或乌拉地尔，与硝酸甘油和一种襻利尿药合用 |
| 急性心肌缺血 | 柳胺苄心定或美托洛尔，与硝酸甘油合用。如血压控制不满意，可加用尼卡地平或非诺多泮 |
| 脑卒中 | 柳胺苄心定、尼卡地平或非诺多泮 |
| 急性主动脉夹层 | 柳胺苄心定或硝普钠加美托洛尔 |
| 子痫 | 肼苯嗪，亦可选用柳胺苄心定或尼卡地平 |
| 急性肾衰竭/微血管性贫血 | 非诺多泮或尼卡地平 |
| 儿茶酚胺危象 | 尼卡地平、维拉帕米或非诺多泮 |

(1)高血压脑病：高血压脑病的首选治疗包括静脉注射硝普钠、柳胺苄心定、乌拉地尔或尼卡地平。

(2)脑血管意外：对任何种类的急性脑卒中患者给予紧急降压治疗所能得到的益处目前还都是推测性的，还缺少充分的临床和实验研究证据。①颅内出血：血压＜24.0/14.0 kPa（180/105 mmHg）无须降压。血压＞30.7/16.0 kPa（230/120 mmHg）可静脉给予柳胺苄心定、拉贝洛尔、硝普钠、乌拉地尔。血压在［(24.0～30.7)/(20.0～16.0)kPa］(180～230)/(150～120)mmHg 之间可静脉给药，也可口服给药。②急性缺血性中风：参照颅内出血的治疗方案。

(3)急性主动脉夹层：一旦确诊为主动脉夹层，即应力图在 15～30 分钟内使血压降至最低可以耐受的水平（即保持足够的器官灌注）。最初的治疗应包括联合使用静脉硝普钠和一种静脉给予的 β 受体阻滞剂，其中美托洛尔最为常用。尼卡地平或非诺多泮也可使用。柳胺苄心定兼有 α 和 β 受体阻滞作用，可作为硝普钠和β 受体阻滞剂联合方案的替代。另外，地尔硫䓬静脉滴注也可用于主动脉夹层。

(4)急性左心室衰竭和肺水肿：严重高血压可诱发急性左心室衰竭。在这种情况下，可给予扩血管药如硝普钠直接减轻心脏后负荷。也可选用硝酸甘油。

(5)冠心病和急性心肌梗死：静脉给予硝酸甘油是高血压危象时的首选药物。次选药为柳胺苄心定，静脉给予。如血压控制不满意，可加用尼卡地平或非诺多泮。

(6)围术期高血压：降压药物的选用应根据患者的背景情况，在密切观察下可选用乌拉地尔、柳胺苄心定、硝普钠和硝酸甘油等。

(7)子痫：近年来，在舒张压超过 15.3 kPa（115 mmHg）或发生子痫时，传统上采用肼苯达嗪静脉注射，此药能有效降低血压而不减少胎盘血流。现今在重症监护条件下,静脉给予柳胺苄心定和尼卡地平被认为更安全有效。如惊厥出现或迫近,可注射硫酸镁。

### 3.高血压次急症治疗

对高血压次急症患者,过快降压会影响心脏和脑的血流供应(尤其是老年人),引起严重的不良反应。如果血压暂时升高的原因是容易识别的,如疼痛或急性焦虑,则合适的治疗是止痛药或抗焦虑药。如果血压增高的原因不明,可给予各种口服降压药(表 5-6)。降压治疗的目的是使增高的血压在 24～48 小时内逐渐降低,这种治疗方法需要在发病后头几天对患者进行密切随访。

表 5-6 治疗高血压次急症常用口服药

| 药名 | 作用机制 | 剂量(mg) | 说明 |
|---|---|---|---|
| 卡托普利 | ACEI | 25～50 | 口服或舌下给药。最大作用见于给药后 30～90 分钟。在体液容量不足者,易有血压过度下降。肾动脉狭窄患者禁用 |
| 硝酸甘油 | 血管扩张药 | 1.25～2.50 | 舌下给药,最大作用见于 15～30 分钟内。推荐用于冠心病患者 |
| 尼卡地平 | 钙通道阻滞剂 | 30 | 口服或舌下给药。仅有少量心率增快。比硝苯地平起效慢而降压时间更长。可致低血压的潮红 |
| 柳胺苄心定 | α 和 β 受体阻滞剂 | 200～1 200 | 口服给药。禁用于慢性阻塞性肺病、充血性心力衰竭恶化、心动过缓的患者。可引起低血压、眩晕、头痛、呕吐、潮红 |
| 可乐定 | α 激动剂 | 0.1,每 20 分钟一次 | 口服后 30 分钟至 2 小时起效,最大作用见于 1～4 小时内,作用维持 6～8 小时。不良反应为嗜睡、眩晕、口干和停药后血压反跳 |
| 呋塞米 | 襻利尿药 | 40～80 | 口服给药。可继其他抗高血压措施之后给药 |

在目前缺少任何对各种高血压药物长期疗效进行比较资料的情况下,药物品种的选择应根据其作用机制、疗效和安全性资料确定。

硝苯地平和卡托普利加快心率,可乐定和柳胺苄心定则减慢心率。这对于冠心病患者特别重要。其他应注意的问题包括柳胺苄心定慎用于支气管痉挛和心动过缓,以及二度以上房室传导阻滞患者、卡托普利不可用于双侧肾动脉狭窄患者。在血容量不足的患者,抗高血压药的使用均应小心。

# 第二节 继发性高血压

继发性高血压也称症状性高血压,是指由一定的基础疾病引起的高血压,占所有高血压患者的1%～5%。由于继发性高血压的出现与某些确定的疾病和原因有关,一旦这些原发疾病(如原发性醛固酮增多症、嗜铬细胞瘤、肾动脉狭窄等)治愈后,高血压即可消失。所以临床上,对一个高血压患者(尤其是初发病例),应给予全面详细评估,以发现有可能的继发性高血压的病因,以利于进一步治疗。

## 一、继发性高血压的基础疾病

### (一)肾性高血压

(1)肾实质性:急、慢性肾小球肾炎,多囊肾,糖尿病肾病,肾积水。

(2)肾血管性:肾动脉狭窄、肾内血管炎。

(3)肾素分泌性肿瘤。

(4)原发性钠潴留。

### (二)内分泌性高血压

(1)肢端肥大症。

(2)甲状腺功能亢进症(甲亢)。

(3)甲状腺功能减退症(甲减)。

(4)甲状旁腺功能亢进症(甲旁亢)。

(5)肾上腺皮质:库欣综合征、原发性醛固酮增多症(原醛)、嗜铬细胞瘤。

(6)女性长期口服避孕药。

(7)绝经期综合征等。

### (三)血管病变

主动脉缩窄、多发性大动脉炎。

### (四)颅脑病变

脑肿瘤、颅内压增高、脑外伤、脑干感染等。

## (五)药物

如糖皮质激素、拟交感神经药、甘草等。

## (六)其他

高原病、红细胞增多症、高血钙等。

## 二、常见的继发性高血压几种类型的特点

### (一)肾实质性疾病所致的高血压

1.急性肾小球肾炎

(1)多见于青少年。

(2)起病急。

(3)有链球菌感染史。

(4)发热、血尿,水肿等表现。

2.慢性肾小球肾炎

应注意与高血压病引起的肾脏损害相鉴别。

(1)反复水肿史。

(2)贫血明显。

(3)血浆蛋白低。

(4)蛋白尿出现早而血压升高相对轻。

(5)眼底病变不明显。

3.糖尿病肾病

无论是胰岛素依赖型糖尿病(1型)或非胰岛素依赖型糖尿病(2型),均可发生肾损害而有高血压,肾小球硬化、肾小球毛细血管基膜增厚为主要的病理改变,早期肾功能正常,仅有微量蛋白尿,血压也可能正常;病情发展,出现明显蛋白尿及肾功能不全时血压升高。

对于肾实质病变引起的高血压,可以应用 ACEI 治疗,对肾脏有保护作用,除降低血压外,还可减少蛋白尿,延缓肾功能恶化。

### (二)嗜铬细胞瘤

肾上腺髓质或交感神经节等嗜铬细胞肿瘤,间歇或持续分泌过多的肾上腺素和去甲肾上腺素,出现阵发性或持续性血压升高。其临床特点包括以下几个方面。

(1)有剧烈头痛,心动过速、出汗、面色苍白、血糖增高、代谢亢进等特征。

(2)对一般降压药物无效。

(3)血压增高期测定血或尿中儿茶酚胺及其代谢产物香草基杏仁酸,显著增高。

(4)超声、放射性核素、CT、磁共振成像可显示肿瘤的部位。

(5)大多数肿瘤为良性,可做手术切除。

**(三)原发性醛固酮增多症**

此病是由肾上腺皮质增生或肿瘤分泌过多醛固酮所致。其特征包括以下几点。

(1)长期高血压伴顽固的低血钾。

(2)肌无力、周期性瘫痪、烦渴、多尿等。

(3)血压多为轻、中度增高。

(4)实验室检查:有低血钾、高血钠、代谢性碱中毒、血浆肾素活性降低、尿醛固酮排泄增多。

(5)螺内酯(安体舒通)试验(+)具有诊断价值。

(6)超声、放射性核素、CT可做定位诊断。

(7)大多数原发性醛固酮增多症是由单一肾上腺皮质腺瘤所致,手术切除是最好的治疗方法。

(8)螺内酯是醛固酮拮抗剂,可使血压降低,血钾升高,症状减轻。

**(四)库欣综合征**

由于肾上腺皮质肿瘤或增生,导致皮质醇分泌过多。其临床特点表现为以下几点。

(1)水钠潴留,高血压。

(2)向心性肥胖、满月脸,多毛、皮肤纹、血糖升高。

(3)24小时尿中17-羟类固醇或17-酮类固醇增多。

(4)肾上腺皮质激素兴奋者试验阳性。

(5)地塞米松抑制试验阳性。

(6)颅内蝶鞍X线检查、肾上腺CT扫描,以及放射性碘化胆固醇肾上腺扫描可用于病变定位。

**(五)肾动脉狭窄**

(1)可为单侧或双侧。

(2)青少年患者的病变性质多为先天性或炎症性,老年患者多为动脉粥样硬化性。

（3）高血压进展迅速或高血压突然加重,呈恶性高血压表现。

（4）舒张压中、重度升高。

（5）四肢血压多不对称,差别大,有时呈无脉症。

（6）体检时可在上腹部或背部肋脊角处闻及血管杂音。

（7）眼底呈缺血性进行性改变。

（8）对各类降压药物疗效较差。

（9）大剂量断层静脉肾盂造影,放射性核素肾图有助诊断。

（10）肾动脉造影可明确诊断。

（11）药物治疗可选用 ACEI 或 CCB,但双侧肾动脉狭窄者不宜应用,以避免可能使肾小球滤过率进一步降低,肾功能恶化。

（12）经皮肾动脉成形术(PTRA)手术简便,疗效好,为首选治疗。

（13）必要时,可行血流重建术、肾移植术、肾切除术。

**（六）主动脉缩窄**

主动脉缩窄为先天性血管畸形,少数为多发性大动脉炎引起。其临床特点表现为以下几点。

（1）上肢血压增高而下肢血压不高或降低,呈上肢血压高于下肢的反常现象。

（2）肩胛间区、胸骨旁、腋部可有侧支循环动脉的搏动和杂音或腹部听诊有血管杂音。

（3）胸部 X 线摄影可显示肋骨受侧支动脉侵蚀引起的切迹。

（4）主动脉造影可确定诊断。

# 第三节　扩张型心肌病

扩张型心肌病(DCM)是以一侧或双侧心腔扩大,收缩性心力衰竭为主要特征的一组疾病。病因不明者称为原发性扩张型心肌病,由于主要表现为充血性心力衰竭,以往又被称为充血性心肌病,该病常伴心律失常,5 年存活率低于50%,发病率为 5/10 万～10/10 万,近年来有增高的趋势,男多于女,男女发病比例为 2.5∶1.0。

## 一、病因

### (一)遗传因素

遗传因素包括单基因遗传和基因多态性。前者包括显性和隐性两种,根据基因所在的染色体进一步分为常染色体和性染色体遗传。致病基因已经清楚者归为家族性心肌病,未清楚而又有希望的基因是编码 *dystrophin* 和 *cardiotrophin-1* 的基因。基因多态性目前以 ACE 的 DD 型研究较多,但与原发性扩张型心肌病的关系尚有待进一步证实。

### (二)病毒感染

主要是柯萨奇病毒,此外尚有巨细胞病毒、腺病毒(小儿多见)和埃可病毒等。以柯萨奇病毒研究较多。病毒除直接引起心肌细胞损伤外,尚可通过免疫反应,包括细胞因子和抗体损伤心肌细胞。

### (三)免疫障碍

免疫障碍分两大部分:一是引起机体抵抗力下降,机体易于感染,尤其是嗜心肌病毒如柯萨奇病毒感染;二是以心肌为攻击靶位的自身免疫损伤,目前已知的有抗 β 受体抗体,抗 M 受体抗体,抗线粒体抗体,抗心肌细胞膜抗体,抗 ADP/ATP 载体蛋白抗体等。有些抗体具强烈干扰心肌细胞功能作用,如抗 β 受体抗体的儿茶酚胺样作用较去甲肾上腺素强 100 倍以上,抗 ADP/ATP 抗体严重干扰心肌能量代谢等。

### (四)其他

某些营养物质、毒物的作用或叠加作用应注意。

## 二、病理及病理生理

### (一)大体解剖

心腔大、室壁相对较薄、附壁血栓,瓣膜及冠状动脉正常,随着病情发展,心腔逐渐变为球形。

### (二)组织病理

心肌细胞肥大、变长、变性坏死、间质纤维化。组化染色(抗淋巴细胞抗体)淋巴细胞计数增多,约 46% 符合 Dallas 心肌炎的诊断标准。

### (三)细胞病理(超微结构)

(1)收缩单位变少,排列紊乱。

(2)线粒体增多变性,细胞化学染色示线粒体嵴排列紊乱、脱失及融合;线粒体分布异常,膜下及核周分布增多,而肌纤维间分布减少。

(3)脂褐素增多。

(4)严重者心肌细胞空泡变性,脂滴增加。

在上述病理改变的基础上,原发扩张型心肌病的病理生理特点可用一句话概括:收缩功能障碍为主,继发舒张功能障碍。扩张型心肌病的可能发生机制如图 5-2 所示。

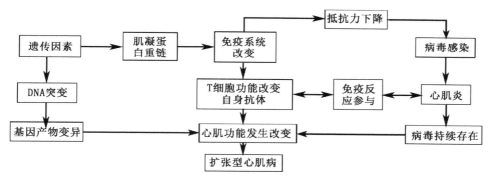

图 5-2　扩张型心肌病发病机制

### 三、临床表现

(1)充血性心力衰竭的临床表现。

(2)心律失常:快速、缓慢心律失常及各种传导阻滞,以室内阻滞较有特点。

(3)栓塞:以肺栓塞多见。绝大部分是细小动脉多次反复栓塞,表现为少量咯血或痰中带血,肺动脉高压等。周围动脉栓塞在国内较少见,可表现为脑、脾、肾、肠系膜动脉及肢体动脉栓塞。有栓塞者预后一般较差。

### 四、辅助检查

#### (一)超声心动图检查

房室腔内径扩大,瓣膜正常,室壁搏动减弱、呈"大腔小口"样改变是其特点。早期仅左室和左房大,晚期全心大。可伴二尖瓣、三尖瓣功能性反流,很少见附壁血栓。

#### (二)ECG 检查

QRS 可表现为电压正常、增高(心室大)和降低。有室内阻滞者 QRS 增宽。

可见病理性Q波,多见于侧壁和高侧壁。左室极度扩大者,胸前导联R波呈马鞍形改变,即 $V_3$、$V_4$ 呈 rS,$V_{1R}>V_{2R}$,$V_{5R}>V_{4R}>V_{3R}$。可见继发 ST-T 改变。有各种心律失常,常见的有室性期前收缩、室性心动过速、房室传导阻滞、室内传导阻滞、心房颤动、心房扑动等。

**(三)X 线检查**

普大心影,早期肺淤血明显,晚期由于肺动脉高压和/或右心衰竭,肺野透亮度可增加,肺淤血不明显,左、右室同时衰竭者肺淤血也可不明显。伴有心力衰竭者常有胸腔积液,以右侧或双侧多见,单左侧胸腔积液十分少见。

**(四)SPECT 检查**

核素心血池显像示左室舒张末容积(EDV)扩大,严重者可达 800 mL,EF 下降<40%,严重者仅3%~5%,心肌显像左室大或左、右室均大,左室壁显影稀疏不均,呈花斑样。

**(五)心肌损伤标志**

CK-MB、cTnT、cTnI 可增高。心肌损伤标志阳性者往往提示近期疾病活动、心力衰竭加重,也提示有病毒及免疫因素参加心肌损伤。

**(六)其他检查**

包括肝功能、肾功能、血常规、电解质、血沉异常等。

**五、诊断及鉴别诊断**

原发性扩张型心肌病目前尚无公认的诊断标准。可采用下列顺序:①心脏大,心率快,奔马律等心力衰竭表现;②EF<40%(UCG、SPECT、LVG);③超声心动图表现为"大腔小口"样改变,左室舒张末内径指数≥27 mm/m²,瓣膜正常;④SPECT示 EDV 增大,心肌显像呈花斑样改变;⑤以上表现用其他原因不能解释,即除外继发性心脏损伤。在临床上遇到难以解释的充血性心力衰竭首先应想到本病,通过病史询问、查体及上述检查符合①~④,且仍未找到可解释的原因即可诊断本病。

鉴别诊断:①应与所有引起心脏普大的原因鉴别;②ECG 有病理性 Q 波者应与陈旧性心梗鉴别。

**六、治疗**

应用 β 受体阻滞剂及保护心肌药物(如辅酶 $Q_{10}$、B 族维生素)等。

# 第六章
# 消化内科疾病

## 第一节 急性胃炎

急性胃炎是由多种不同的病因引起的急性胃黏膜炎症,包括急性单纯性胃炎、急性糜烂出血性胃炎和吞服腐蚀物引起的急性腐蚀性胃炎与胃壁细菌感染所致的急性化脓性胃炎。其中,临床意义最大和发病率最高的是以胃黏膜糜烂、出血为主要表现的急性糜烂出血性胃炎。

### 一、流行病学

迄今为止,目前国内外尚缺乏有关急性胃炎的流行病学调查。

### 二、病因

急性胃炎的病因众多,大致有外源和内源两大类,包括急性应激、化学性损伤(如药物、乙醇、胆汁、胰液)和急性细菌感染等。

#### (一)外源因素

1.药物

各种非甾体抗炎药(NSAIDs),包括阿司匹林、吲哚美辛、吡罗昔康和多种含有该类成分复方药物。另外常见的有糖皮质激素和某些抗生素及氯化钾等均可导致胃黏膜损伤。

2.乙醇

主要是大量酗酒可致急性胃黏膜胃糜烂甚或出血。

3.生物性因素

沙门菌、嗜盐菌和葡萄球菌等细菌或其毒素可使胃黏膜充血水肿和糜烂。

幽门螺杆菌（Hp）感染可引起急、慢性胃炎，发病机制类似，将在慢性胃炎节中叙述。

4.其他

某些机械性损伤（包括胃内异物或胃柿石等）可损伤胃黏膜。放射疗法可致胃黏膜受损。偶可见因吞服腐蚀性化学物质（强酸或强碱或来苏水及氯化汞、砷、磷等）引起的腐蚀性胃炎。

**（二）内源因素**

**1.应激因素**

多种严重疾病如严重创伤、烧伤或大手术及颅脑病变和重要脏器功能衰竭等可导致胃黏膜缺血、缺氧而损伤。通常称为应激性胃炎，如果是脑血管病变、头颅部外伤和脑手术后引起的胃、十二指肠急性溃疡称为 Cushing 溃疡，而大面积烧灼伤所致溃疡称为 Curling 溃疡。

**2.局部血供缺乏**

局部血供缺乏主要是腹腔动脉栓塞治疗后或少数因动脉硬化致胃动脉的血栓形成或栓塞引起供血不足。另外，还可见于肝硬化门静脉高压并发上消化道出血者。

**3.急性蜂窝织炎或化脓性胃炎**

此两者甚少见。

**三、病理生理学和病理组织学**

**（一）病理生理学**

胃黏膜防御机制包括黏膜屏障、黏液屏障、黏膜上皮修复、黏膜和黏膜下层丰富的血流、前列腺素和肽类物质（表皮生长因子等）和自由基清除系统。上述结果破坏或保护因素减少，使胃腔中的 $H^+$ 逆弥散至胃壁，肥大细胞释放组胺，则血管充血甚或出血、黏膜水肿及间质液渗出，同时可刺激壁细胞分泌盐酸、主细胞分泌胃蛋白酶原。若致病因子损及腺颈部细胞，则胃黏膜修复延迟、更新受阻而出现糜烂。

严重创伤、大手术、大面积烧伤、脑血管意外和严重脏器功能衰竭及其休克或者败血症等所致的急性应激的发生机制：急性应激→皮质-垂体前叶-肾上腺皮质轴活动亢进、交感-副交感神经系统失衡→机体的代偿功能不足→不能维持胃黏膜微循环的正常运行→黏膜缺血、缺氧→黏液和碳酸氢盐分泌减少及内源性前列腺素合成不足→黏膜屏障破坏和氢离子反弥散→降低黏膜内 pH→进一步损伤血管与黏膜→糜烂和出血。

NSAIDs 所引起者则为抑制环氧合酶（COX）致使前列腺素产生减少，黏膜缺血、缺氧。氯化钾和某些抗生素或抗肿瘤药等则可直接刺激胃黏膜引起浅表损伤。

乙醇可致上皮细胞损伤和破坏，黏膜水肿、糜烂和出血。另外，幽门关闭不全、胃切除（主要是 Billroth Ⅱ 式）术后可引起十二指肠-胃反流，则此时由胆汁和胰液等组成的碱性肠液中的胆盐、溶血磷脂酰胆碱、磷脂酶 A 和其他胰酶可破坏胃黏膜屏障，引起急性炎症。

门静脉高压可致胃黏膜毛细血管和小静脉扩张及黏膜水肿，组织学表现为只有轻度或无炎症细胞浸润，可有显性或非显性出血。

**（二）病理学改变**

急性胃炎主要病理和组织学表现以胃黏膜充血水肿，表面有片状渗出物或黏液覆盖为主。黏膜皱襞上可见局限性或弥漫性陈旧性或新鲜出血与糜烂，糜烂加深可累及胃腺体。

显微镜下则可见黏膜固有层多少不等的中性粒细胞、淋巴细胞、浆细胞和少量嗜酸性粒细胞浸润，可有水肿。表面的单层柱状上皮细胞和固有腺体细胞出现变性与坏死。重者黏膜下层亦有水肿和充血。

对于腐蚀性胃炎若接触了高浓度的腐蚀物质且长时间，则胃黏膜出现凝固性坏死、糜烂和溃疡，重者穿孔或出血甚至腹膜炎。

另外，少见的化脓性胃炎可表现为整个胃壁（主要是黏膜下层）炎性增厚，大量中性粒细胞浸润，黏膜坏死。可有胃壁脓性蜂窝织炎或胃壁脓肿。

**四、临床表现**

**（一）症状**

部分患者可有上腹痛、腹胀、恶心、呕吐和嗳气及食欲缺乏等。如伴胃黏膜糜烂出血，则有呕血和/或黑粪，大量出血可引起出血性休克。有时上腹胀气明显。细菌感染致者可出现腹泻等。并有疼痛、吞咽困难和呼吸困难（由于喉头水肿）。腐蚀性胃炎可吐出血性黏液，严重者可发生食管或胃穿孔，引起胸膜炎或弥漫性腹膜炎。化脓性胃炎起病常较急，有上腹剧痛、恶心和呕吐、寒战和高热，血压可下降，出现中毒性休克。

**（二）体征**

上腹部压痛是常见体征，尤其多见于严重疾病引起的急性胃炎出血者。腐蚀性胃炎因口腔黏膜、食管黏膜和胃黏膜都有损害,口腔、咽喉黏膜充血、水肿和糜烂。化脓性胃炎有时体征酷似急腹症。

### 五、辅助检查

急性糜烂出血性胃炎的确诊有赖于急诊胃镜检查,一般应在出血后 24～48 小时内进行,可见到以多发性糜烂、浅表溃疡和出血灶为特征的急性胃黏膜病损。黏液糊或者可有新鲜或陈旧血液。一般急性应激所致的胃黏膜病损以胃体、胃底部为主,而 NSAIDs 或乙醇所致的则以胃窦部为主。注意 X 线钡剂检查并无诊断价值。出血者做呕吐物或大便潜血试验、红细胞计数和血红蛋白测定。感染因素引起者,做白细胞计数和分类检查,以及大便常规和培养。

### 六、诊断和鉴别诊断

主要由病史和症状做出拟诊,而经胃镜检查得以确诊。但吞服腐蚀物质者禁忌胃镜检查。有长期服 NSAIDs、酗酒及临床重危患者,均应想到急性胃炎可能。对于鉴别诊断,腹痛为主者,应通过反复询问病史而与急性胰腺炎、胆囊炎和急性阑尾炎等急腹症,甚至急性心肌梗死相鉴别。

### 七、治疗

#### (一)基础治疗

基础治疗包括给予镇静、禁食、补液、解痉、止吐等对症支持治疗。此后给予流质或半流质饮食。

#### (二)针对病因治疗

针对病因治疗包括根除 Hp、去除 NSAIDs 或乙醇等诱因。

#### (三)对症处理

表现为反酸、上腹隐痛、烧灼感和嘈杂者,给予 $H_2$ 受体阻滞剂或质子泵抑制剂。以恶心、呕吐或上腹胀闷为主者可选用甲氧氯普胺、多潘立酮或莫沙必利等促动力药。以痉挛性疼痛为主者,可给予莨菪碱等药物进行对症处理。

有胃黏膜糜烂、出血者,可用抑制胃酸分泌的 $H_2$ 受体阻滞剂或质子泵抑制剂外,还可同时应用胃黏膜保护药(如硫糖铝或铝碳酸镁等)。

对于较大量的出血则应采取综合措施进行抢救。当并发大量出血时,可以冰水洗胃或在冰水中加去甲肾上腺素(每 200 mL 冰水中加 8 mL),或同管内滴注碳酸氢钠,浓度为 1 000 mmol/L,24 小时滴 1 L,使胃内 pH 保持在 5 以上。

凝血酶是有效的局部止血药,并有促进创面愈合作用,大剂量时止血作用显著。常规的止血药,如卡巴克络、抗血栓溶芳酸和酚磺乙胺等可静脉应用,但效果一般。内镜下止血往往可收到较好效果。

### 八、并发症的诊断、预防和治疗

急性胃炎的并发症包括穿孔,腹膜炎,水、电解质紊乱和酸碱失衡等。为预防细菌感染者选用抗生素治疗,因过度呕吐致脱水者及时补充水和电解质,并适时检测血气分析,必要时纠正酸碱平衡紊乱。对于穿孔或腹膜炎者,则必要时外科治疗。

### 九、预后

病因去除后,急性胃炎多在短期内恢复正常。相反病因长期持续存在,则可转为慢性胃炎。由于绝大多数慢性胃炎的发生与 Hp 感染有关,而 Hp 自发清除少见,故慢性胃炎可持续存在,但多数患者无症状。流行病学研究显示,部分 Hp 相关性胃窦炎($<20\%$)可发生十二指肠溃疡。

# 第二节 慢 性 胃 炎

慢性胃炎是由各种病因引起的胃黏膜慢性炎症。根据新悉尼胃炎系统和我国 2006 年颁布的《中国慢性胃炎共识意见》标准,由内镜及病理组织学变化,将慢性胃炎分为非萎缩性(浅表性)胃炎及萎缩性胃炎两大基本类型和一些特殊类型胃炎。

### 一、流行病学

Hp 感染为慢性非萎缩性胃炎的主要病因。大致上说来,慢性非萎缩性胃炎发病率与 Hp 感染情况相平行,慢性非萎缩性胃炎流行情况因不同国家、不同地区 Hp 感染情况而异。一般 Hp 感染率发展中国家高于发达国家,感染率随年龄增加而升高。我国属 Hp 高感染率国家,估计人群中 Hp 感染率为 $40\%\sim70\%$。慢性萎缩性胃炎是原因不明的慢性胃炎,在我国是一种常见病、多发病,在慢性胃炎中占 $10\%\sim20\%$。

## 二、病因

### (一)慢性非萎缩性胃炎的常见病因

**1.Hp感染**

Hp感染是慢性非萎缩性胃炎最主要的病因,两者的关系符合Koch提出的确定病原体为感染性疾病病因的4项基本要求,即该病原体存在于该病的患者中,病原体的分布与体内病变分布一致,清除病原体后疾病可好转,在动物模型中该病原体可诱发与人相似的疾病。

研究表明,80%～95%的慢性活动性胃炎患者胃黏膜中有Hp感染,5%～20%的Hp阴性率反映了慢性胃炎病因的多样性;Hp相关胃炎者,Hp胃内分布与炎症分布一致;根除Hp可使胃黏膜炎症消退,一般中性粒细胞消退较快,但淋巴细胞、浆细胞消退需要较长时间;志愿者和动物模型中已证实Hp感染可引起胃炎。

Hp感染引起的慢性非萎缩性胃炎中胃窦为主全胃炎患者胃酸分泌可增加,十二指肠溃疡发生的危险度较高;而胃体为主全胃炎患者胃溃疡和胃癌发生的危险性增加。

**2.胆汁和其他碱性肠液反流**

幽门括约肌功能不全时含胆汁和胰液的十二指肠液反流入胃,可削弱胃黏膜屏障功能,使胃黏膜遭到消化液作用,产生炎症、糜烂、出血和上皮化生等病变。

**3.其他外源因素**

酗酒、服用NSAIDs等药物、某些刺激性食物等均可反复损伤胃黏膜。这类因素均可各自或与Hp感染协同作用而引起或加重胃黏膜慢性炎症。

### (二)慢性萎缩性胃炎的主要病因

1973年,Strickland将慢性萎缩性胃炎分为A、B两型,A型是胃体弥漫萎缩,导致胃酸分泌下降,影响维生素$B_{12}$及内因子的吸收,因此常合并恶性贫血,与自身免疫有关;B型在胃窦部,少数人可发展成胃癌,与Hp、化学损伤(胆汁反流、非皮质激素消炎药、吸烟、酗酒等)有关,我国80%以上的属于第2类。

胃内攻击因子与防御修复因子失衡是慢性萎缩性胃炎发生的根本原因。具体病因与慢性非萎缩性胃炎相似,包括Hp感染;长期饮浓茶、烈酒、咖啡、过热、过冷、过于粗糙的食物,可导致胃黏膜的反复损伤;长期大量服用非甾体抗炎药(如阿司匹林、吲哚美辛等)可抑制胃黏膜前列腺素的合成,破坏黏膜屏障;烟草中的尼古丁不仅影响胃黏膜的血液循环,还可导致幽门括约肌功能紊乱,造成胆汁反流;各种原因的胆汁反流均可破坏黏膜屏障造成胃黏膜慢性炎症改变。比较特殊的是壁细胞抗原和抗体结合形成免疫复合体在补体参与下,破坏壁细胞;胃黏膜营养因子(如促胃液素、表皮生长因子等)缺乏;心力衰竭、动脉硬化、肝硬化合并门脉高压、糖尿病、甲状腺病、慢性肾上腺皮质功能减退、尿毒症、干燥综合征、胃血流量不足及精神因素等均可导致胃黏膜萎缩。

### 三、病理生理学和病理学

#### (一)病理生理学

**1.Hp 感染**

Hp 感染途径为粪-口或口-口途径,其外壁靠黏附素而紧贴胃上皮细胞。

Hp 感染的持续存在,致使腺体破坏,最终发展成为萎缩性胃炎。而感染 Hp 后胃炎的严重程度则除了与细菌本身有关外,还决定与患者机体情况和外界环境。如带有空泡毒素(VacA)和细胞毒相关基因(CagA)者,胃黏膜损伤明显较重。患者的免疫应答反应强弱、其胃酸的分泌情况、血型、民族和年龄差异等也影响胃黏膜炎症程度。此外,患者饮食情况也有一定作用。

**2.自身免疫机制**

研究早已证明,以胃体萎缩为主的 A 型萎缩性胃炎患者血清中,存在壁细胞抗体(PCA)和内因子抗体(IFA)。前者的抗原是壁细胞分泌小管微绒毛膜上的质子泵 $H^+$,$K^+$-ATP 酶,它破坏壁细胞而使胃酸分泌减少。而 IFA 则对抗内因子(壁细胞分泌的一种糖蛋白),使食物中的维生素 $B_{12}$无法与后者结合被末端回肠吸收,最后引起维生素 $B_{12}$吸收不良,甚至导致恶性贫血。IFA 具有特异性,几乎仅见于胃萎缩伴恶性贫血者。

造成胃酸和内因子分泌减少或丧失,恶性贫血是 A 型萎缩性胃炎的终末阶段,是自身免疫性胃炎最严重的标志。当泌酸腺完全萎缩时称为胃萎缩。

另外,近年发现 Hp 感染者中也存在着自身免疫反应,其血清抗体能与宿主胃黏膜上皮及黏液起交叉反应,如菌体 LewisX 和 LewisY 抗原。

**3.外源损伤因素破坏胃黏膜屏障**

碱性十二指肠液反流等,可减弱胃黏膜屏障功能。致使胃腔内 $H^+$ 通过损害的屏障,反弥散入胃黏膜内,使炎症不易消散。长期慢性炎症,又加重屏障功能的减退,如此恶性循环使慢性胃炎久治不愈。

**4.生理因素和胃黏膜营养因子缺乏**

萎缩性变化和肠化生等皆与衰老相关,而炎症细胞浸润程度与年龄关系不大。这主要是老龄者的退行性变-胃黏膜小血管扭曲,小动脉壁玻璃样变性,管腔狭窄导致黏膜营养不良、分泌功能下降。

新近研究证明,某些胃黏膜营养因子(胃泌素、表皮生长因子等)缺乏或胃黏膜感觉神经终器对这些因子不敏感可引起胃黏膜萎缩。如手术后残胃炎原因之一是 G 细胞数量减少,而引起胃泌素营养作用减弱。

5.遗传因素

萎缩性胃炎、低酸或无酸、维生素 $B_{12}$ 吸收不良的患病率和 PCA、IFA 的阳性率很高,提示可能有遗传因素的影响。

**(二)病理学**

慢性胃炎病理变化是由胃黏膜损伤和修复过程所引起。病理组织学的描述包括活动性慢性炎症、萎缩和化生及异型增生等。此外,在慢性炎症过程中,胃黏膜也有反应性增生变化,如胃小凹上皮过形成、黏膜肌增厚、淋巴滤泡形成、纤维组织和腺管增生等。

近几年对于慢性胃炎尤其是慢性萎缩性胃炎的病理组织学,有不少新的进展。以下结合 2017 年 7 月中华医学会消化病学分会的"全国慢性胃炎诊治共识会议"中制订的慢性胃炎诊治的共识意见,论述以下关键进展问题。

1.萎缩的定义

1996 年,新悉尼系统把萎缩定义为"腺体的丧失",这是模糊而易产生歧义的定义,反映了当时肠化是否属于萎缩,病理学家间有不同认识。其后国际上一个病理学家的自由组织——萎缩联谊会(Atrophy Club 2000)进行了 3 次研讨会,并在 2002 年发表了对萎缩的新分类,12 位学者中有 8 位也曾是悉尼系统的执笔者,故此意见可认为是悉尼系统的补充和发展,有很高权威性。

萎缩联谊会把萎缩新定义为"萎缩是胃固有腺体的丧失",将萎缩分为 3 种情况:无萎缩、未确定萎缩和萎缩。进而将萎缩分两个类型:非化生性萎缩和化生性萎缩。前者特点是腺体丧失伴有黏膜固有层中的纤维化或纤维肌增生;后者是胃黏膜腺体被化生的腺体所替换。这两类萎缩的程度分级仍用最初悉尼系统标准和新悉尼系统的模拟评分图,分为 4 级,即无、轻度、中度和重度萎缩。国际的萎缩新定义对我国来说不是新的,我国学者早年就认为"肠化或假幽门腺化生不是胃固有腺体,因此尽管胃腺体数量未减少,但也属萎缩",并在全国第一届慢性胃炎共识会议做了说明。

对于上述第 2 个问题,答案显然是肯定的。这是因为多灶性萎缩性胃炎的胃黏膜萎缩呈灶状分布,即使活检块数少,只要病理活检发现有萎缩,就可诊断为萎缩性胃炎。在此次全国慢性胃炎共识意见中强调,需注意取材于糜烂或溃疡边缘的组织易存在萎缩,但不能简单地视为萎缩性胃炎。此外,活检组织太浅、组织包埋方向不当等因素均可影响萎缩的判断。

"未确定萎缩"是国际新提出的观点,认为黏膜层炎症很明显时,单核细胞密集浸润造成腺体被取代、移置或隐匿,以致难以判断这些"看来似乎丧失"的腺体是否真正丧失,此时暂先诊断为"未确定萎缩",最后诊断延期到炎症明显消退(大部分在 Hp 根除治疗 3~6 个月后),再取活检时做出。对萎缩的诊断采取了比较谨慎的态度。

目前,我国共识意见并未采用此概念。因为:①炎症明显时腺体被破坏、数量减少,在这个时点上,病理按照萎缩的定义可以诊断为萎缩,非病理不能。②一般临床希望活检后有病理结论,病理如不作诊断,会出现临床诊断困难、对治疗效果无法评价的情况。尤其在临床研究上,设立此诊断项会使治疗前或后失去相当一部分统计资料。慢性胃炎是个动态过程,炎症可以有两个结局:完全修复和不完全修复(纤维化和肠化),炎症明显期病理无责任预言今后趋向哪个结局。可以预料对萎缩采用的诊断标准不一,治疗有效率也不一,采用"未确定萎缩"的研究课题,因为事先去除了一部分可逆的萎缩,萎缩的可逆性就低。

2.肠化分型的临床意义与价值用

AB-PAS 和 HID-AB 黏液染色能区分肠化亚型,然而,肠化分型的意义并未明了。传统观念认为,肠化亚型中的小肠型和完全型肠化无明显癌前病变意义,而大肠型肠化的胃癌发生危险性增高,从而引起临床的重视。支持肠化分型有意义的学者认为化生是细胞表型的一种非肿瘤性改变,通常在长期不利环境作用下出现。这种表型改变可以是干细胞内出现体细胞突变的结果,或是表现遗传修饰的变化导致后代细胞向不同方向分化的结果。胃内肠化生部位发现很多遗传改变,这些改变甚至可出现在异型增生前。他们认为肠化生中不完全型结肠型者,具有大多数遗传学改变,有发生胃癌的危险性。但近年越来越多的临床资料显示其预测胃癌价值有限而更强调重视肠化范围,肠化分布范围越广,其发生胃癌的危险性越高。10 多年来罕有从大肠型肠化随访发展成癌的报道。另一方面,从病理检测的实际情况看,肠化以混合型多见,大肠型肠化的检出率与活检块数有密切关系,即活检块数越多,大肠型肠化检出率越高。客观地讲,该型肠化生的遗传学改变和胃不典型增生(上皮内瘤)的改变相似。因此,对肠化分型的临床意义和价值的争论仍未有定论。

### 3.关于异型增生

异型增生(上皮内瘤变)是重要的胃癌癌前病变。分为轻度和重度(或低级别和高级别)两级。异型增生和上皮内瘤变是同义词,后者是 WHO 国际癌症研究协会推荐使用的术语。

### 4.萎缩和肠化发生过程是否存在不可逆转点

胃黏膜萎缩的产生主要有两种途径:一是干细胞区室和/或腺体被破坏;二是选择性破坏特定的上皮细胞而保留干细胞。这两种途径在慢性 Hp 感染中均可发生。

萎缩与肠化的逆转报道已经不在少数,但是否所有病患均有逆转可能,是否在萎缩的发生与发展过程中存在某一不可逆转点。这一转折点是否可能为肠化生,已明确 Hp 感染可诱发慢性胃炎,经历慢性炎症→萎缩→肠化→异型增生等多个步骤最终发展至胃癌(Correa 模式)。可否通过根除 Hp 来降低胃癌发生危险性始终是近年来关注的热点。多数研究表明,根除 Hp 可防止胃黏膜萎缩和肠化的进一步发展,但萎缩、肠化是否能得到逆转尚待更多研究证实。

Mera 和 Correa 等最新报道了一项长达 12 年的大型前瞻性随机对照研究,纳入 795 例具有胃癌前病变的成人患者,随机给予他们抗 Hp 治疗和/或抗氧化治疗。他们观察到萎缩黏膜在 Hp 根除后持续保持阴性 12 年后可以完全消退,而肠化黏膜也有逐渐消退的趋向,但可能需要随访更长时间。他们认为通过抗 Hp 治疗来进行胃癌的化学预防是可行的策略。

但是,部分学者认为在考虑萎缩的可逆性时,需区分缺失腺体的恢复和腺体内特定细胞的再生。在后一种情况下,干细胞区室被保留,去除有害因素可使壁细胞和主细胞再生,并完全恢复腺体功能。当腺体及干细胞被完全破坏后,腺体的恢复只能由周围未被破坏的腺窝单元来完成。

当萎缩伴有肠化生时,逆转机会进一步减小。如果肠化生是对不利因素的适应性反应,而且不利因素可以被确定和去除,此时肠化生有可能逆转。但是,肠化生还有很多其他原因,如胆汁反流、高盐饮食、乙醇。这意味着即使在 Hp 感染个体,感染以外的其他因素亦可以引发或加速化生的发生。如果肠化生是稳定的干细胞内体细胞突变的结果,则改变黏膜的环境也许不能使肠化生逆转。

曾经有 34 篇文献,根治 Hp 后萎缩可逆和无好转的基本各占一半,主要由于萎缩诊断标准、随访时间和间隔长短、活检取材部位和数量不统一所造成。建议今后制订统一随访方案,联合各医疗单位合作研究,使能得到大宗病例的统计资料。根治 Hp 可以产生某些有益效应,如消除炎症,消除活性氧所致的 DNA

损伤,缩短细胞更新周期,提高低胃酸者的泌酸量,并逐步恢复胃液维生素 C 的分泌。在预防胃癌方面,这些已被证实的结果可能比希望萎缩和肠化生逆转重要得多。

实际上,国际著名学者对有否此不可逆转点也有争论。如美国的 Correa 教授并不认同它的存在,而英国 Aberdeen 大学的 Emad Munir El-Omar 教授则强烈认为在异型增生发展至胃癌的过程中有某个节点,越过此则基本处于不可逆转阶段,但至今为止尚未明确此点的确切位置。

### 四、临床表现

流行病学研究表明,多数慢性非萎缩性胃炎患者无任何症状。少数患者可有上腹痛或不适、上腹胀、早饱、嗳气、恶心等非特异性消化不良症状。某些慢性萎缩性胃炎患者可有上腹部灼痛、胀痛、钝痛或胀闷且以餐后为著,食欲缺乏、恶心、嗳气、便秘或腹泻等症状。内镜检查和胃黏膜组织学检查结果与慢性胃炎患者症状的相关分析表明,患者的症状缺乏特异性,且症状之有无及严重程度与内镜所见及组织学分级并无肯定的相关性。

伴有胃黏膜糜烂者,可有少量或大量上消化道出血,长期少量出血可引起缺铁性贫血。胃体萎缩性胃炎可出现恶性贫血,常有全身衰弱、疲软、神情淡漠、隐性黄疸,消化道症状一般较少。

体征多不明显,有时上腹轻压痛,胃体胃炎严重时可有舌炎和贫血。

慢性萎缩性胃炎的临床表现不仅缺乏特异性,而且与病变程度并不完全一致。

### 五、辅助检查

#### (一)胃镜及活组织检查

1.胃镜检查

随着内镜器械的长足发展,内镜观察更加清晰。内镜下慢性非萎缩性胃炎可见红斑(点状、片状、条状),黏膜粗糙不平,出血点(斑),黏膜水肿及渗出等基本表现,尚可见糜烂及胆汁反流。萎缩性胃炎则主要表现为黏膜色泽白,不同程度的皱襞变平或消失。在不过度充气状态下,可透见血管纹,轻度萎缩时见到模糊的血管,重度时看到明显血管分支。内镜下肠化黏膜呈灰白色颗粒状小隆起,重者贴近观察有绒毛状变化。肠化也可以呈平坦或凹陷外观的。如果喷撒亚甲蓝色素,肠化区可能出现被染上蓝色,非肠化黏膜不着色。

胃黏膜血管脆性增加可致黏膜下出血,谓之壁内出血,表现为水肿或充血胃黏膜上见点状、斑状或线状出血,可多发、新鲜和陈旧性出血相混杂。如观察到黑色附着物常提示糜烂等致出血。

值得注意的是,少数 Hp 感染性胃炎可有胃体部皱襞肥厚,甚至宽度达到 5 mm 以上,且在适当充气后皱襞不能展平,用活检钳将黏膜提起时,可见帐篷征,这是和恶性浸润性病变鉴别点之一。

2.病理组织学检查

萎缩的确诊依赖于病理组织学检查。萎缩的肉眼与病理之符合率仅为 38%～78%,这与萎缩或肠化甚至 Hp 的分布都是非均匀的,或者说多灶性萎缩性胃炎的胃黏膜萎缩呈灶状分布有关。当然,只要病理活检发现有萎缩,就可诊断为萎缩性胃炎。但如果未能发现萎缩,却不能轻易排除之。如果不取足够多的标本或者内镜医师并未在病变最重部位(这也需要内镜医师的经验)活检,则势必可能遗漏病灶。反之,当在糜烂或溃疡边缘的组织活检时,即使病理发现了萎缩,却不能简单地视为萎缩性胃炎,这是因为活检组织太浅、组织包埋方向不当等因素均可影响萎缩的判断。还有,根除 Hp 可使胃黏膜活动性炎症消退,慢性炎症程度减轻。一些因素可影响结果的判断,如:①活检部位的差异。②Hp 感染时胃黏膜大量炎症细胞浸润,形如萎缩;但根除 Hp 后胃黏膜炎症细胞消退,黏膜萎缩、肠化可望恢复。然而在胃镜活检取材多少问题上,病理学家的要求与内镜医师出现了矛盾。从病理组织学观点来看,5 块或更多则有利于组织学的准确判断,然而,就内镜医师而言,考虑到患者的医疗费用,主张 2～3 块即可。

### (二)Hp 检测

活组织病理学检查时可同时检测 Hp,并可在内镜检查时多取 1 块组织做快速尿素酶检查以增加诊断的可靠性。其他检查 Hp 的方法包括:①胃黏膜直接涂片或组织切片,然后以 Gram 或 Giemsa 或 Warthin-Starry 染色(经典方法),甚至 HE 染色,免疫组化染色则有助于检测球形 Hp。②细菌培养,为金标准;需特殊培养基和微需氧环境,培养时间 3～7 天,阳性率可能不高但特异性高,且可做药物敏感试验。③血清 Hp 抗体测定,多在流行病学调查时用。④尿素呼吸试验,是一种非侵入性诊断法,口服 $^{13}$C 或 $^{14}$C 标记的尿素后,检测患者呼气中的 $^{13}$CO$_2$ 或 $^{14}$CO$_2$ 量,结果准确。⑤聚合酶链反应法(PCR 法),能特异地检出不同来源标本中的 Hp。

根除 Hp 治疗后,可在胃镜复查时重复上述检查,亦可采用非侵入性检查手段,如 $^{13}$C 或 $^{14}$C 尿素呼气试验、粪便 Hp 抗原检测及血清学检查。应注意,近期使用抗生素、质子泵抑制剂、铋剂等药物,因有暂时抑制 Hp 作用,会使上述检查(血清学检查除外)呈假阴性。

### (三)X 线钡剂检查

主要是以很好地显示胃黏膜相的气钡双重造影。对于萎缩性胃炎,常常可见胃皱襞相对平坦和减少。但依靠 X 线诊断慢性胃炎价值不如胃镜和病理组织学。

### (四)实验室检查

#### 1.胃酸分泌功能测定

非萎缩性胃炎胃酸分泌常正常,有时可以增高。萎缩性胃炎病变局限于胃窦时,胃酸可正常或低酸,低酸是由于泌酸细胞数量减少和 $H^+$ 向胃壁反弥散所致。测定基础胃酸分泌量(BAO)及注射组胺或五肽胃泌素后测定最大胃酸分泌量(MAO)和高峰胃酸分泌量(PAO)以判断胃泌酸功能,有助于萎缩性胃炎的诊断及指导临床治疗。A 型慢性萎缩性胃炎患者多无酸或低酸,B 型慢性萎缩性胃炎患者可正常或低酸,往往在给予酸分泌刺激药后,也不见胃液和胃酸分泌。

#### 2.胃蛋白酶原(PG)测定

胃体黏膜萎缩时血清 PGⅠ水平及 PGⅠ/Ⅱ比例下降,严重时可伴餐后血清 G-17 水平升高;胃窦黏膜萎缩时餐后血清 G-17 水平下降,严重时可伴 PGⅠ水平及 PGⅠ/Ⅱ比例下降。然而,这主要是一种统计学上的差异(图 6-1)。

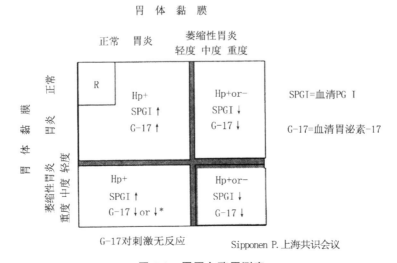

图 6-1　胃蛋白酶原测定

有学者发现无症状胃癌患者，本法 85％阳性，PGⅠ或比值降低者，推荐进一步胃镜检查，以检出伴有萎缩性胃炎的胃癌。该试剂盒用于诊断萎缩性胃炎和判断胃癌倾向在欧洲国家应用要多于我国。

3.血清促胃液素测定

如果以放射免疫法检测血清促胃液素，则正常值应低于 100 pg/mL。慢性萎缩性胃炎胃体为主者，因壁细胞分泌胃酸缺乏、反馈性地 G 细胞分泌促胃液素增多，致促胃液素中度升高。特别是当伴有恶性贫血时，该值可达 1 000 pg/mL 或更高。注意此时要与胃泌素瘤相鉴别，后者是高胃酸分泌。慢性萎缩性胃炎以胃窦为主时，空腹血清促胃液素正常或降低。

4.自身抗体

血清 PCA 和 IFA 阳性对诊断慢性胃体萎缩性胃炎有帮助，尽管血清 IFA 阳性率较低，但胃液中 IFA 的阳性，则十分有助于恶性贫血的诊断。

5.血清维生素 $B_{12}$ 浓度和维生素 $B_{12}$ 吸收试验

慢性胃体萎缩性胃炎时，维生素 $B_{12}$ 缺乏，常低于 200 ng/L。维生素 $B_{12}$ 吸收试验（Schilling 试验）能检测维生素 $B_{12}$ 在末端回肠吸收情况且可与回盲部疾病和严重肾功能障碍相鉴别。同时服用 $^{58}$Co 和 $^{57}$Co（加有内因子）标记的氰钴素胶囊。此后收集 24 小时尿液。如两者排出率均＞10％则正常，若尿中 $^{58}$Co 排出率低于 10％，而 $^{57}$Co 的排出率正常则常提示恶性贫血；而两者均降低的常常是回盲部疾病或者肾衰竭者。

## 六、诊断和鉴别诊断

### (一)诊断

鉴于多数慢性胃炎患者无任何症状，或即使有症状也缺乏特异性，且缺乏特异性体征，因此根据症状和体征难以做出慢性胃炎的正确诊断。慢性胃炎的确诊主要依赖于内镜检查和胃黏膜活检组织学检查，尤其是后者的诊断价值更大。

按照悉尼胃炎标准要求，完整的诊断应包括病因、部位和形态学三方面。例如，诊断为胃窦为主慢性活动性 Hp 胃炎和 NSAIDs 相关性胃炎。当胃窦和胃体炎症程度相差 2 级或以上时，加上"为主"修饰词，如"慢性（活动性）胃炎，胃窦显著"。当然这些诊断结论最好是在病理报告后给出，实际的临床工作中，胃镜医师可根据胃镜下表现给予初步诊断。病理诊断则主要根据新悉尼胃炎系统如图 6-2 所示。

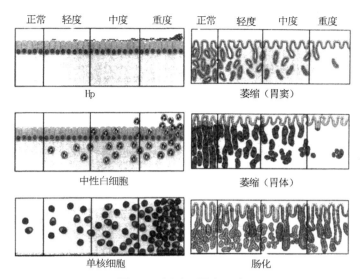

图 6-2 新悉尼胃炎系统

　　对于自身免疫性胃炎诊断,要予以足够的重视。因为胃体活检者甚少,或者很少开展 PCA 和 IFA 的检测,诊断该病者很少。为此,如果遇到以全身衰弱和贫血为主要表现,而上消化道症状往往不明显者,应做血清促胃液素测定和/或胃液分析,异常者进一步做维生素 $B_{12}$ 吸收试验,血清维生素 $B_{12}$ 浓度测定可获确诊。注意不能仅仅凭活检组织学诊断本病,特别标本数少时,这是因为 Hp 感染性胃炎后期,胃窦肠化,Hp 上移,胃体炎症变得显著,可与自身免疫性胃炎表现相重叠,但后者胃窦黏膜的变化很轻微。另外,淋巴细胞性胃炎也可出现类似情况,而其并无泌酸腺萎缩。A 型、B 型萎缩性胃炎特点见表 6-1。

表 6-1　A 型和 B 型慢性萎缩性胃炎的鉴别

| 鉴别点 | | A 型慢性萎缩性胃炎 | B 型慢性萎缩性胃炎 |
|---|---|---|---|
| 部位 | 胃窦 | 正常 | 萎缩 |
| | 胃体 | 弥漫性萎缩 | 多然性 |
| 血清促胃液素 | | 明显升高 | 不定,可以降低或不变 |
| 胃酸分泌 | | 降低 | 降低或正常 |
| 自身免疫抗体(内因子抗体和壁细胞抗体)阳性率 | | 90% | 10% |
| 恶性贫血发生率 | | 90% | 10% |
| 可能的病因 | | 自身免疫,遗传因素 | Hp、化学损伤 |

### (二)鉴别诊断

**1.功能性消化不良**

一方面慢性胃炎患者可有消化不良的各种症状;另一方面,一部分有消化不良症状者如果胃镜和病理检查无明显阳性发现,可能仅仅为功能性消化不良。当然,少数功能性消化不良患者可同时伴有慢性胃炎。这样在慢性胃炎与消化不良症状功能性消化不良之间形成较为错综复杂的关系。但一般说来,消化不良症状的有无和严重程度与慢性胃炎的内镜所见或组织学分级并无明显相关性。

**2.早期胃癌和胃溃疡**

几种疾病的症状有重叠或类似,但胃镜及病理检查可鉴别。重要的是,如遇到黏膜糜烂,尤其是隆起性糜烂,要多取活检和及时复查,以排除早期胃癌。这是因为即使是病理组织学诊断,也有一定局限性。主要原因:①胃黏膜组织学变化易受胃镜检查前夜的食物(如某些刺激性食物加重黏膜充血)性质、被检查者近日是否吸烟、胃镜操作者手法的熟练程度、患者恶心反应等诸种因素影响。②活检是点的调查,而慢性胃炎病变程度在整个黏膜面上并非一致,要多点活检才能做出全面估计,判断治疗效果时,尽量在黏膜病变较重的区域或部位活检,如果是治疗前后比较,则应在相同或相近部位活检。③病理诊断易受病理医师主观经验的影响。

**3.慢性胆囊炎与胆石症**

其与慢性胃炎症状十分相似,同时并存者亦较多。对于中年女性诊断慢性胃炎时,要仔细询问病史,必要时行胆囊 B 超检查,以了解胆囊情况。

**4.其他**

慢性肝炎和慢性胰腺疾病等,也可出现与慢性胃炎类似症状,在详询病史后,行必要的影像学检查和特异的实验室检查。

### 七、预后

慢性萎缩性胃炎常合并肠上皮化生。慢性萎缩性胃炎绝大多数预后良好,少数可癌变,其癌变率为 $1\% \sim 3\%$。目前认为慢性萎缩性胃炎若早期发现,及时积极治疗,病变部位萎缩的腺体是可以恢复的,其可转化为非萎缩性胃炎或被治愈,改变了以往人们对慢性萎缩性胃炎不可逆转的认识。根据萎缩性胃炎每年的癌变率为 $0.5\% \sim 1.0\%$,那么,胃镜和病理检查的随访间期定位多长才既提高早期胃癌的诊断率,又方便患者和符合医药经济学要求。这也一直是不同地区和不同学者分歧较大的问题。在我国,城市和乡村由不同胃癌发生率和医疗条件差异。如果纯粹从疾病进展和预防角度考虑,一般认为,不伴有肠化和异型增生的萎缩性胃炎可 1~2 年做内镜和病理随访 1 次;活检有中重度萎缩伴有肠化的萎缩性胃炎 1 年左右随访 1 次。伴有轻度异型增生并剔除取于癌旁者,根据内镜和临床情况缩短至 6~12 个月随访 1 次;而重度异型增生者需立即复查胃镜和病理,必要时手术治疗或内镜下局部治疗。

## 八、治疗

慢性非萎缩性胃炎的治疗目的是缓解消化不良症状和改善胃黏膜炎症。治疗应尽可能针对病因,遵循个体化原则。消化不良症状的处理与功能性消化不良相同。无症状、Hp 阴性的非萎缩性胃炎无须特殊治疗。

### (一)一般治疗

慢性萎缩性胃炎患者,不论其病因如何,均应戒烟、忌酒,避免使用损害胃黏膜的药物如 NSAIDs 等,避免食用对胃黏膜有刺激性的食物和饮品,如过于酸、甜、咸、辛辣和过热、过冷食物,浓茶、咖啡等。饮食宜规律,少吃油炸、烟熏、腌制食物,不食腐烂变质的食物,多吃新鲜蔬菜和水果,所食食品要新鲜并富于营养,保证有足够的蛋白质、维生素(如维生素 C 和叶酸等)及铁质摄入,精神上乐观,生活要规律。

### (二)针对病因或发病机制的治疗

1.根除 Hp

慢性非萎缩性胃炎的主要症状为消化不良,其症状应归属于功能性消化不良范畴。目前,国内外均推荐对 Hp 阳性的功能性消化不良行根除治疗。因此,有消化不良症状的 Hp 阳性慢性非萎缩性胃炎患者均应根除 Hp。另外,如果伴有胃黏膜糜烂,也该根除 Hp。大量研究结果表明,根除 Hp 可使胃黏膜组织学得到改善;对预防消化性溃疡和胃癌等有重要意义;对改善或消除消化不良症状具有费用-疗效比优势。

2.保护胃黏膜

关于胃黏膜屏障功能的研究由来已久。1964 年,美国密歇根大学 Horace Willard Davenport 博士首次提出"胃黏膜具有阻止 $H^+$ 自胃腔向黏膜内扩散的屏障作用"。1975 年,美国密歇根州 Upjohn 公司的 Robert 博士发现前列腺素可明显防止或减轻 NSAIDs 和应激等对胃黏膜的损伤,其效果呈剂量依赖性。从而提出细胞保护的概念。1996 年,加拿大的 Wallace 教授较全面阐述胃黏膜屏障,根据解剖和功能将胃黏膜的防御修复分为 5 个层次——黏液-$HCO_3^-$ 屏障、单层柱状上皮屏障、胃黏膜血流量、免疫细胞-炎症反应和修复重建因子作用等。至关重要的上皮屏障主要包括胃上皮细胞顶膜能抵御高浓度酸、胃上皮细胞之间紧密连接、胃上皮抗原呈递、免疫探及并限制潜在有害物质,并且它们大约每 72 小时完全更新一次。这说明它起着关键作用。

近年来,有关前列腺素和胃黏膜血流量等成为胃黏膜保护领域的研究热点。这与 NSAIDs 药物的广泛应用带来的不良反应日益引起学者的重视有关。美国加州大学戴维斯分校的 Tarnawski 教授的研究显示,前列腺素保护胃黏膜抵抗致溃疡及致坏死因素损害的机制不仅是抑制胃酸分泌。当然表皮生长因子(EGF)、成纤维生长因子(bFGF)和血管内皮生长因子(VEGF)及热休克蛋白等都是重要的黏膜保护因子,在抵御黏膜损害中起重要作用。

然而,当机体遇到有害因素强烈攻击时,仅依靠自身的防御修复能力是不够的,强化黏膜防卫能力,促进黏膜的修复是治疗胃黏膜损伤的重要环节之一。具有保护和增强胃黏膜防御功能或者防止胃黏膜屏障受到损害的一类药物统称为胃黏膜保护药。包括铝碳酸镁、硫糖铝、胶体铋剂、地诺前列酮、替普瑞酮(又名施维舒)、吉法酯(又名惠加强-G)、谷氨酰胺类(麦滋林-S)、瑞巴派特(膜固思达)等药物。

### 3.抑制胆汁反流

促动力药如多潘立酮可防止或减少胆汁反流;胃黏膜保护药,特别是有结合胆酸作用的铝碳酸镁制剂,可增强胃黏膜屏障、结合胆酸,从而减轻或消除胆汁反流所致的胃黏膜损害。考来烯胺可络合反流至胃内的胆盐,防止胆汁酸破坏胃黏膜屏障,方法为每次 3~4 g,每天 3~4 次。

### (三)对症处理

消化不良症状的治疗由于临床症状与慢性非萎缩性胃炎之间并不存在明确关系,因此症状治疗事实上属于功能性消化不良的经验性治疗。慢性胃炎伴胆汁反流者可应用促动力药(如多潘立酮)和/或有结合胆酸作用的胃黏膜保护药(如铝碳酸镁制剂)。

(1)有胃黏膜糜烂和/或以反酸、上腹痛等症状为主者,可根据病情或症状严重程度选用抗酸药、$H_2$ 受体阻滞剂或质子泵抑制剂。

(2)促动力药如多潘立酮、马来酸曲美布汀、莫沙必利、盐酸伊托必利主要用于上腹饱胀、恶心或呕吐等为主要症状者。

(3)胃黏膜保护药如硫糖铝、瑞巴派特、替普瑞酮、吉法酯、依卡倍特适用于有胆汁反流、胃黏膜损害和/或症状明显者。

（4）抗抑郁药或抗焦虑治疗：可用于有明显精神因素的慢性胃炎伴消化不良症状患者，同时应予耐心解释或心理治疗。

（5）助消化治疗：对于伴有腹胀、食欲缺乏等消化不良症而无明显上述胃灼热、反酸、上腹饥饿痛症状者，可选用含有胃酶、胰酶和肠酶等复合酶制剂治疗。

（6）其他对症治疗：包括解痉止痛、止吐、改善贫血等。

（7）对于贫血，若为缺铁，应补充铁剂。大细胞贫血者根据维生素 $B_{12}$ 或叶酸缺乏分别给予补充。

# 第三节　消化性溃疡

消化性溃疡主要指发生在胃和十二指肠的慢性溃疡，即胃溃疡（GU）和十二指肠溃疡（DU），因溃疡形成与胃酸/胃蛋白酶的消化作用有关而得名。溃疡的黏膜缺损超过黏膜肌层，不同于糜烂。

## 一、流行病学

消化性溃疡是全球性常见病。西方国家资料显示，自 20 世纪 50 年代以后，消化性溃疡发病率呈下降趋势。我国临床统计资料提示，消化性溃疡患病率在近十多年来亦开始呈下降趋势。本病可发生于任何年龄，但中年最为常见，DU多见于青壮年，而 GU 多见于中老年，后者发病高峰比前者约迟 10 年。男性患病比女性较多。临床上 DU 比 GU 为多见，两者之比为（2～3）∶1，但有地区差异，在胃癌高发区 GU 所占的比例有增加。

## 二、病因和发病机制

在正常生理情况下，胃十二指肠黏膜经常接触有强侵蚀力的胃酸和在酸性环境下被激活、能水解蛋白质的胃蛋白酶。此外，还经常受摄入的各种有害物质的侵袭，但却能抵御这些侵袭因素的损害，维持黏膜的完整性，这是因为胃、十二指肠黏膜具有一系列防御和修复机制。目前认为，胃十二指肠黏膜的这一完善而有效的防御和修复机制，足以抵抗胃酸/胃蛋白酶的侵蚀。一般而言，只有当某些因素损害了这一机制才可能发生胃酸/胃蛋白酶侵蚀黏膜而导致溃疡形成。近年的研究已经明确，Hp 和非甾体抗炎药是损害胃十二指肠黏膜屏障从而导致消化性溃疡发病的最常见病因。少见的特殊情况,当过度胃酸分泌远远超过黏膜的防御和修复作用也可能导致消化性溃疡发生。现将这些病因及其导致溃疡发生的机制分述如下。

(一)Hp

确认 Hp 为消化性溃疡的重要病因主要基于两方面的证据:①消化性溃疡患者的幽门螺杆菌检出率显著高于对照组的普通人群,在 DU 的检出率约为90%、GU 为 70%~80%(Hp 阴性的消化性溃疡患者往往能找到 NSAIDs 服用史等其他原因)。②大量临床研究肯定,成功根除 Hp 后溃疡复发率明显下降,用常规抑酸治疗后愈合的溃疡年复发率为 50%~70%,而根除 Hp 可使溃疡复发率降至 5% 以下,这就表明去除病因后消化性溃疡可获治愈。至于何以在感染 Hp 的人群中仅有少部分人(约 15%)发生消化性溃疡,一般认为,这是 Hp、宿主和环境因素三者相互作用的不同结果。

Hp 感染导致消化性溃疡发病的确切机制尚未阐明。目前比较普遍接受的一种假说试图将 Hp、宿主和环境 3 个因素在 DU 发病中的作用统一起来。该假说认为,胆酸对 Hp 生长具有强烈的抑制作用,因此正常情况下 Hp 无法在十二指肠生存,十二指肠球部酸负荷增加是 DU 发病的重要环节,因为酸可使结合胆酸沉淀,从而有利于 Hp 在十二指肠球部生长。Hp 只能在胃上皮组织定植,因此在十二指肠球部存活的 Hp 只有当十二指肠球部发生胃上皮化生才能定植下来,而据认为十二指肠球部的胃上皮化生是十二指肠对酸负荷的一种代偿反应。十二指肠球部酸负荷增加的原因,一方面与 Hp 感染引起慢性胃窦炎有关,Hp 感染直接或间接作用于胃窦 D、G 细胞,削弱了胃酸分泌的负反馈调节,从而导致餐后胃酸分泌增加;另一方面,吸烟、应激和遗传等因素均与胃酸分泌增加有关。定植在十二指肠球部的 Hp 引起十二指肠炎症,炎症削弱了十二指肠黏膜的防御和修复功能,在胃酸/胃蛋白酶的侵蚀下最终导致 DU 发生。十二指肠炎症同时导致十二指肠黏膜分泌碳酸氢盐减少,间接增加十二指肠的酸负荷,进一步促进 DU 的发生和发展过程。

对 Hp 引起 GU 的发病机制研究较少,一般认为是 Hp 感染引起的胃黏膜炎症削弱了胃黏膜的屏障功能,胃溃疡好发于非泌酸区与泌酸区交界处的非泌酸区侧,反映了胃酸对屏障受损的胃黏膜的侵蚀作用。

(二)NSAIDs

NSAIDs 是引起消化性溃疡的另一个常见病因。大量研究资料显示,服用

NSAIDs 的患者发生消化性溃疡及其并发症的危险性显著高于普通人群。临床研究报道,在长期服用 NSAIDs 患者中 10％～25％可发现胃或十二指肠溃疡,有 1％～4％的患者发生出血、穿孔等溃疡并发症。NSAIDs 引起的溃疡以 GU 较 DU 多见。溃疡形成及其并发症发生的危险性除与服用 NSAIDs 种类、剂量、疗程有关外,尚与高龄、同时服用抗凝血药、糖皮质激素等因素有关。

NSAIDs 通过削弱黏膜的防御和修复功能而导致消化性溃疡发病,损害作用包括局部作用和系统作用两方面,系统作用是主要致溃疡机制,主要是通过抑制 COX 而起作用。COX 是花生四烯酸合成前列腺素的关键限速酶,COX 有两种异构体,即结构型 COX-1 和诱生型 COX-2。COX-1 在组织细胞中恒量表达,催化生理性前列腺素合成而参与机体生理功能调节;COX-2 主要在病理情况下由炎症刺激诱导产生,促进炎症部位前列腺素的合成。传统的 NSAIDs 如阿司匹林、吲哚美辛等旨在抑制 COX-2 而减轻炎症反应,但特异性差,同时抑制了 COX-1,导致胃肠黏膜生理性前列腺素 E 合成不足。后者通过增加黏液和碳酸氢盐分泌、促进黏膜血流增加、细胞保护等作用在维持黏膜防御和修复功能中起重要作用。

NSAIDs 和 Hp 是引起消化性溃疡发病的两个独立因素,至于两者是否有协同作用则尚无定论。

### (三)胃酸和胃蛋白酶

消化性溃疡的最终形成是由于胃酸/胃蛋白酶对黏膜自身消化所致。因胃蛋白酶活性是 pH 依赖性的,在 pH>4 时便失去活性,因此在探讨消化性溃疡发病机制和治疗措施时主要考虑胃酸。无酸情况下罕有溃疡发生及抑制胃酸分泌药物能促进溃疡愈合的事实均确证胃酸在溃疡形成过程中的决定性作用,是溃疡形成的直接原因。胃酸的这一损害作用一般只有在正常黏膜防御和修复功能遭受破坏时才能发生。

DU 患者中约有 1/3 存在五肽胃泌素刺激的 MAO 增高,其余患者 MAO 多在正常高值,DU 患者胃酸分泌增高的可能因素及其在 DU 发病中的间接及直接作用已如前述。GU 患者 BAO 及 MAO 多属正常或偏低。对此,可能解释为 GU 患者多伴多灶萎缩性胃炎,因而胃体壁细胞泌酸功能已受影响,而 DU 患者多为慢性胃窦炎,胃体黏膜未受损或受损轻微因而仍能保持旺盛的泌酸能力。少见的特殊情况(如促胃液素瘤患者),极度增加的胃酸分泌的攻击作用远远超过黏膜的防御作用,而成为溃疡形成的起始因素。近年来非 Hp、非 NSAIDs(也非胃泌素瘤)相关的消化性溃疡报道有所增加,这类患者病因未明,是否与高酸分泌有关尚有待研究。

**(四)其他因素**

下列因素与消化性溃疡发病有不同程度的关系。

**1.吸烟**

吸烟者消化性溃疡发生率比不吸烟者高,吸烟影响溃疡愈合和促进溃疡复发。吸烟影响溃疡形成和愈合的确切机制未明,可能与吸烟增加胃酸分泌、减少十二指肠及胰腺碳酸氢盐分泌、影响胃十二指肠协调运动、黏膜损害性氧自由基增加等因素有关。

**2.遗传**

遗传因素曾一度被认为是消化性溃疡发病的重要因素,但随着 Hp 在消化性溃疡发病中的重要作用得到认识,遗传因素的重要性受到挑战。例如,消化性溃疡的家族史可能是 Hp 感染的"家庭聚集"现象;O 型血胃上皮细胞表面表达更多黏附受体而有利于 Hp 定植。因此,遗传因素的作用尚有待进一步研究。

**3.急性应激**

急性应激可引起应激性溃疡已是共识。但在慢性溃疡患者,情绪应激和心理障碍的致病作用却无定论。临床观察发现长期精神紧张、过劳,确实易使溃疡发作或加重,但这多在慢性溃疡已经存在时发生,因此情绪应激可能主要起诱因作用,可能通过神经内分泌途径影响胃十二指肠分泌、运动和黏膜血流的调节。

**4.胃十二指肠运动异常**

研究发现部分 DU 患者胃排空增快,这可使十二指肠球部酸负荷增大;部分 GU 患者有胃排空延迟,这可增加十二指肠液反流入胃,加重胃黏膜屏障损害。但目前认为,胃肠运动障碍不大可能是原发病因,但可加重 Hp 或 NSAIDs 对黏膜的损害。

概言之,消化性溃疡是一种多因素疾病,其中 Hp 感染和服用 NSAIDs 是已知的主要病因,溃疡发生是黏膜侵袭因素和防御因素失平衡的结果,胃酸在溃疡形成中起关键作用。

**三、病理**

DU 发生在球部,前壁比较常见;GU 多在胃角和胃窦小弯。组织学上,GU大多发生在幽门腺区(胃窦)与泌酸腺区(胃体)交界处的幽门腺区一侧。幽门腺区黏膜可随年龄增长而扩大[假幽门腺化生和/或肠化生],使其与泌酸腺区之交界线上移,故老年患者 GU 的部位多较高。溃疡一般为单个,也可多个,呈圆形或椭圆形。DU 直径多小于 10 mm,GU 要比 DU 稍大。亦可见到直径大于 2 cm 的巨大溃疡。溃疡边缘光整、底部洁净,由肉芽组织构成,上面覆盖有灰白色或灰黄色纤维渗出物。活动性溃疡周围黏膜常有炎症水肿。溃疡浅者累及黏膜肌层,深者达肌层甚至浆膜层,溃破血管时引起出血,穿破浆膜层时引起穿孔。溃疡愈合时周围黏膜炎症、水肿消退,边缘上皮细胞增生覆盖溃疡面,其下的肉芽组织纤维转化,变为瘢痕,瘢痕收缩使周围黏膜皱襞向其集中。

### 四、临床表现

上腹痛是消化性溃疡的主要症状,但部分患者可无症状或症状较轻以至不为患者所注意,而以出血、穿孔等并发症为首发症状。典型的消化性溃疡有如下临床特点:①慢性过程,病史可达数年至数十年。②周期性发作,发作与自发缓解相交替,发作期可为数周或数月,缓解期亦长短不一,短者数周、长者数年;发作常有季节性,多在秋冬或冬春之交发病,可因精神情绪不良或过劳而诱发。③发作时上腹痛呈节律性,表现为空腹痛即餐后 2~4 小时和/或午夜痛,腹痛多为进食或服用抗酸药所缓解,典型节律性表现在 DU 多见。

#### (一)症状

上腹痛为主要症状,性质多为灼痛,亦可为钝痛、胀痛、剧痛或饥饿样不适感。多位于中上腹,可偏右或偏左。一般为轻至中度持续性痛。疼痛常有典型的节律性如上述。腹痛多在进食或服用抗酸药后缓解。

部分患者无上述典型表现的疼痛,而仅表现为无规律性的上腹隐痛或不适。具或不具典型疼痛者均可伴有反酸、嗳气、上腹胀等症状。

#### (二)体征

溃疡活动时上腹部可有局限性轻压痛,缓解期无明显体征。

### 五、特殊类型的消化性溃疡

#### (一)复合溃疡

复合溃疡指胃和十二指肠同时发生的溃疡。DU 往往先于 GU 出现。幽门梗阻发生率较高。

#### (二)幽门管溃疡

幽门管位于胃远端,与十二指肠交界,长约 2 cm。幽门管溃疡与 DU 相似,胃酸分泌一般较高。幽门管溃疡上腹痛的节律性不明显,对药物治疗反应较差,呕吐较多见,较易发生幽门梗阻、出血和穿孔等并发症。

### (三)球后溃疡

DU 大多发生在十二指肠球部,发生在球部远段十二指肠的溃疡称球后溃疡。多发生在十二指肠乳头的近端。具 DU 的临床特点,但午夜痛及背部放射痛多见,对药物治疗反应较差,较易并发出血。

### (四)巨大溃疡

巨大溃疡指直径>2 cm 的溃疡。对药物治疗反应较差、愈合时间较慢,易发生慢性穿透或穿孔。胃的巨大溃疡注意与恶性溃疡鉴别。

### (五)老年人消化性溃疡

近年,老年人发生消化性溃疡的报道增多。临床表现多不典型,GU 多位于胃体上部甚至胃底部,溃疡常较大,易误诊为胃癌。

### (六)无症状性溃疡

约 15%消化性溃疡患者可无症状,而以出血、穿孔等并发症为首发症状。可见于任何年龄,以老年人较多见;NSAIDs 引起的溃疡近半数无症状。

## 六、实验室和其他检查

### (一)胃镜检查

胃镜检查是确诊消化性溃疡首选的检查方法。胃镜检查不仅可对胃十二指肠黏膜直接观察、摄像,还可在直视下取活组织做病理学检查及 Hp 检测,因此胃镜检查对消化性溃疡的诊断及胃良、恶性溃疡鉴别诊断的准确性高于 X 线钡餐检查。例如,在溃疡较小或较浅时钡餐检查有可能漏诊;钡餐检查发现十二指肠球部畸形可有多种解释;活动性上消化道出血是钡餐检查的禁忌证;胃的良、恶性溃疡鉴别必须由活组织检查来确定。

内镜下消化性溃疡多呈圆形或椭圆形,也有呈线形,边缘光整,底部覆有灰黄色或灰白色渗出物,周围黏膜可有充血、水肿,可见皱襞向溃疡集中。内镜下溃疡可分为活动期(A)、愈合期(H)和瘢痕期(S)3 个病期,其中每个病期又可分为 1 和 2 两个阶段。

### (二)X 线钡餐检查

适用于对胃镜检查有禁忌或不愿接受胃镜检查者。溃疡的 X 线征象有直接和间接两种:龛影是直接征象,对溃疡有确诊价值;局部压痛、十二指肠球部激惹和球部畸形、胃大弯侧痉挛性切迹均为间接征象,仅提示可能有溃疡。

### （三）Hp 检测

Hp 检测应列为消化性溃疡诊断的常规检查项目，因为有无 Hp 感染决定治疗方案的选择。检测方法分为侵入性和非侵入性两大类。前者需通过胃镜检查取胃黏膜活组织进行检测，主要包括快速尿素酶试验、组织学检查和 Hp 培养；后者主要有$^{13}$C或$^{14}$C尿素呼气试验、粪便 Hp 抗原检测及血清学检查（定性检测血清抗 HpIgG 抗体）。

快速尿素酶试验是侵入性检查的首选方法，操作简便、费用低。组织学检查可直接观察 Hp，与快速尿素酶试验结合，可提高诊断准确率。Hp 培养技术要求高，主要用于科研。$^{13}$C或$^{14}$C尿素呼气试验检测 Hp 敏感性及特异性高而无须胃镜检查，可作为根除治疗后复查的首选方法。

应注意，近期应用抗菌药物、质子泵抑制剂、铋剂等药物，因有暂时抑制 Hp 作用，会使上述检查（血清学检查除外）呈假阴性。

### （四）胃液分析和血清促胃液素测定

一般仅在疑有促胃液素瘤时做鉴别诊断之用。

## 七、诊断和鉴别诊断

慢性病程、周期性发作的节律性上腹疼痛，且上腹痛可为进食或抗酸药所缓解的临床表现是诊断消化性溃疡的重要临床线索。但应注意，一方面有典型溃疡样上腹痛症状者不一定是消化性溃疡，另一方面部分消化性溃疡患者症状可不典型甚至无症状。因此，单纯依靠病史难以做出可靠诊断。确诊有赖胃镜检查。X 线钡餐检查发现龛影亦有确诊价值。

鉴别诊断本病主要临床表现为慢性上腹痛，当仅有病史和体检资料时，需与其他有上腹痛症状的疾病如肝、胆、胰、肠疾病和胃的其他疾病相鉴别。功能性消化不良临床常见且临床表现与消化性溃疡相似，应注意鉴别。如做胃镜检查，可确定有无胃、十二指肠溃疡存在。

胃镜检查如见胃、十二指肠溃疡，应注意与引起胃、十二指肠溃疡的少见特殊病因或以溃疡为主要表现的胃、十二指肠肿瘤鉴别。其中，与胃癌、促胃液素瘤的鉴别要点如下。

### （一）胃癌

内镜或 X 线检查见到胃的溃疡，必须进行良性溃疡（胃溃疡）与恶性溃疡（胃癌）的鉴别。Ⅲ型（溃疡型）早期胃癌单凭内镜所见与良性溃疡鉴别有困难，放大内镜和染色内镜对鉴别有帮助,但最终必须依靠直视下取活组织检查鉴别。恶性溃疡的内镜特点:①溃疡形状不规则,一般较大;②底凹凸不平、苔污秽;③边缘呈结节状隆起;④周围皱襞中断;⑤胃壁僵硬、蠕动减弱(X线钡餐检查亦可见上述相应的 X 线征)。活组织检查可以确诊,但必须强调,对于怀疑胃癌而一次活检阴性者,必须在短期内复查胃镜进行再次活检;即使内镜下诊断为良性溃疡且活检阴性,仍有漏诊胃癌的可能,因此对初诊为胃溃疡者,必须在完成正规治疗的疗程后进行胃镜复查,胃镜复查溃疡缩小或愈合不是鉴别良、恶性溃疡的最终依据,必须重复活检加以证实。

**(二)促胃液素瘤**

该病亦称 Zollinger-Ellison 综合征,是胰腺非 β 细胞瘤分泌大量促胃液素所致。肿瘤往往很小(直径<1 cm),生长缓慢,半数为恶性。大量促胃液素可刺激壁细胞增生,分泌大量胃酸,使上消化道经常处于高酸环境,导致胃、十二指肠球部和不典型部位(十二指肠降段、横段、甚或空肠近端)发生多发性溃疡。促胃液素瘤与普通消化性溃疡的鉴别要点是该病溃疡发生于不典型部位,具难治性特点,有过高胃酸分泌(BAO 和 MAO 均明显升高,且 BAO/MAO>60%)及高空腹血清促胃液素(>200 pg/mL,常>500 pg/mL)。

**八、并发症**

**(一)出血**

溃疡侵蚀周围血管可引起出血。出血是消化性溃疡最常见的并发症,也是上消化道大出血最常见的病因(约占所有病因的 50%)。

**(二)穿孔**

溃疡病灶向深部发展穿透浆膜层则并发穿孔。溃疡穿孔临床上可分为急性、亚急性和慢性 3 种类型,以第一种常见。急性穿孔的溃疡常位于十二指肠前壁或胃前壁,发生穿孔后胃肠的内容物漏入腹腔而引起急性腹膜炎。十二指肠或胃后壁的溃疡深至浆膜层时已与邻近的组织或器官发生粘连,穿孔时胃肠内容物不流入腹腔,称为慢性穿孔,又称为穿透性溃疡。这种穿透性溃疡改变了腹痛规律,变得顽固而持续,疼痛常放射至背部。邻近后壁的穿孔或游离穿孔较小,只引起局限性腹膜炎时称亚急性穿孔,症状较急性穿孔轻而体征较局限,且易漏诊。

**(三)幽门梗阻**

幽门梗阻主要是由 DU 或幽门管溃疡引起。溃疡急性发作时可因炎症水肿和幽门部痉挛而引起暂时性梗阻,可随炎症的好转而缓解;慢性梗阻主要由于瘢痕收缩而呈持久性。幽门梗阻临床表现:餐后上腹饱胀、上腹疼痛加重,伴有恶心、呕吐,大量呕吐后症状可以改善,呕吐物含发酵酸性宿食。严重呕吐可致失水和低氯低钾性碱中毒。可发生营养不良和体重减轻。体检可见胃型和胃蠕动波,清晨空腹时检查胃内有振水声。进一步做胃镜或 X 线钡剂检查可确诊。

### (四)癌变

少数 GU 可发生癌变,DU 则否。GU 癌变发生于溃疡边缘,据报道癌变率在 1% 左右。长期慢性 GU 病史、年龄在 45 岁以上、溃疡顽固不愈者应提高警惕。对可疑癌变者,在胃镜下取多点活检做病理检查;在积极治疗后复查胃镜,直到溃疡完全愈合;必要时定期随访复查。

## 九、治疗

治疗的目的是消除病因、缓解症状、愈合溃疡、防止复发和防治并发症。针对病因的治疗如根除 Hp,有可能彻底治愈溃疡病,是近年消化性溃疡治疗的一大进展。

### (一)一般治疗

生活要有规律,避免过度劳累和精神紧张。注意饮食规律,戒烟、酒。服用 NSAIDs 者尽可能停用,即使未用亦要告诫患者今后慎用。

### (二)治疗消化性溃疡的药物及其应用

治疗消化性溃疡的药物可分为抑制胃酸分泌的药物和保护胃黏膜的药物两大类,主要起缓解症状和促进溃疡愈合的作用,常与根除 Hp 治疗配合使用。现就这些药物的作用机制及临床应用分别简述如下。

#### 1.抑制胃酸药物

溃疡的愈合与抑酸治疗的强度和时间成正比。抗酸药具中和胃酸作用,可迅速缓解疼痛症状,但一般剂量难以促进溃疡愈合,故目前多作为加强止痛的辅助治疗。$H_2$ 受体阻滞剂($H_2RA$)可抑制基础及刺激的胃酸分泌,以前一作用为主,而后一作用不如 PPI 充分。使用推荐剂量各种 $H_2RA$ 溃疡愈合率相近,不良反应发生率均低。西咪替丁可通过血-脑屏障,偶有精神异常不良反应;与雄性激素受体结合而影响性功能;经肝细胞色素 P450 代谢而延长华法林、苯妥英钠、茶碱等药物的肝内代谢。雷尼替丁、法莫替丁和尼扎替丁上述不良反应较少。已证明 $H_2RA$ 全天剂量于睡前顿服的疗效与一天 2 次分服相仿。由于该类药物价格较 PPI 便宜，临床上特别适用于根除 Hp 疗程完成后的后续治疗，及某些情况下预防溃疡复发的长程维持治疗。质子泵抑制剂作用于壁细胞胃酸分泌终末步骤中的关键酶 $H^+$，$K^+$-ATP 酶，使其不可逆失活，因此抑酸作用比 $H_2RA$ 更强且作用持久。与 $H_2RA$ 相比，PPI 促进溃疡愈合的速度较快、溃疡愈合率较高，因此特别适用于难治性溃疡或 NSAIDs 溃疡患者不能停用 NSAIDs 时的治疗。对根除 Hp 治疗，PPI 与抗菌药物的协同作用较 $H_2RA$ 好，因此是根除 Hp 治疗方案中最常用的基础药物。使用推荐剂量的各种 PPI，对消化性溃疡的疗效相仿，不良反应均少。

2.保护胃黏膜药物

硫糖铝和胶体铋目前已少用作治疗消化性溃疡的一线药物。枸橼酸铋钾（胶体次枸橼酸铋）因兼有较强抑制 Hp 作用，可作为根除 Hp 联合治疗方案的组分，但要注意此药不能长期服用，因会过量蓄积而引起神经毒性。米索前列醇具有抑制胃酸分泌、增加胃十二指肠黏膜的黏液及碳酸氢盐分泌和增加黏膜血流等作用，主要用于 NSAIDs 溃疡的预防，腹泻是常见不良反应，会引起子宫收缩，故孕妇忌服。

（三）根除 Hp 治疗

对 Hp 感染引起的消化性溃疡，根除 Hp 不但可促进溃疡愈合，而且可预防溃疡复发，从而彻底治愈溃疡。因此，凡有 Hp 感染的消化性溃疡，无论初发或复发、活动或静止、有无并发症，均应予以根除 Hp 治疗。

1.根除 Hp 的治疗方案

已证明在体内具有杀灭 Hp 作用的抗菌药物有克拉霉素、阿莫西林、甲硝唑（或替硝唑）、四环素、呋喃唑酮、某些喹诺酮类如左氧氟沙星等。PPI 及胶体铋体内能抑制 Hp，与上述抗菌药物有协同杀菌作用。目前尚无单一药物可有效根除 Hp，因此必须联合用药。应选择 Hp 根除率高的治疗方案力求一次根除成功。研究证明以 PPI 或胶体铋为基础加上两种抗菌药物的三联治疗方案有较高根除率。这些方案中，以 PPI 为基础的方案所含 PPI 能通过抑制胃酸分泌提高口服抗菌药物的抗菌活性从而提高根除率，再者 PPI 本身具有快速缓解症状和促进溃疡愈合作用，因此是临床中最常用的方案。而其中，又以 PPI 加克拉霉素再加阿莫西林或甲硝唑的方案根除率最高。Hp 根除失败的主要原因是患者的服药依从性问题和 Hp 对治疗方案中抗菌药物的耐药性。因此，在选择治疗方案时要了解所在地区的耐药情况，近年世界不少国家和我国一些地区 Hp 对甲硝唑和克拉霉素的耐药率在增加，应引起注意。呋喃唑酮（200 mg/d，分 2 次）耐药性少见、价廉,国内报道用呋喃唑酮代替克拉霉素或甲硝唑的三联疗法亦可取得较高的根除率,但要注意呋喃唑酮引起的周围神经炎和溶血性贫血等不良反应。治疗失败后的再治疗比较困难,可换用另外两种抗菌药物(阿莫西林原发和继发耐药均极少见,可以不换)如 PPI 加左氧氟沙星(500 mg/d,每天 1 次)和阿莫西林,或采用 PPI 和胶体铋合用再加四环素(1 500 mg/d,每天 2 次)和甲硝唑的四联疗法。

2.根除 Hp 治疗结束后的抗溃疡治疗

在根除 Hp 疗程结束后,继续给予一个常规疗程的抗溃疡治疗(如 DU 患者予 PPI 常规剂量、每天 1 次、总疗程 2～4 周,或 H₂RA 常规剂量、疗程4～6 周;GU 患者 PPI 常规剂量、每天 1 次、总疗程4～6周,或 H₂RA 常规剂量、疗程 6～8 周)是最理想的。这在有并发症或溃疡面积大的患者尤为必要,但对无并发症且根除治疗结束时症状已得到完全缓解者,也可考虑停药以节省药物费用。

3.根除 Hp 治疗后复查

治疗后应常规复查 Hp 是否已被根除,复查应在根除 Hp 治疗结束至少 4 周后进行,且在检查前停用 PPI 或铋剂 2 周,否则会出现假阴性。可采用非侵入性的¹³C或¹⁴C尿素呼气试验,也可通过胃镜在检查溃疡是否愈合的同时取活检做尿素酶和/或组织学检查。对未排除胃恶性溃疡或有并发症的消化性溃疡应常规进行胃镜复查。

**(四)NSAIDs 溃疡的治疗、复发预防及初始预防**

对服用 NSAIDs 后出现的溃疡,如情况允许应立即停用 NSAIDs,如病情不允许可换用对黏膜损伤少的 NSAIDs,如特异性 COX-2 抑制剂(如塞来昔布)。对停用 NSAIDs 者,可予常规剂量常规疗程的 H₂RA 或 PPI 治疗;对不能停用 NSAIDs 者,应选用 PPI 治疗(H₂RA 疗效差)。因 Hp 和 NSAIDs 是引起溃疡的两个独立因素,因此应同时检测 Hp,如有 Hp 感染应同时根除 Hp。溃疡愈合后,如不能停用 NSAIDs,无论 Hp 阳性还是阴性都必须继续 PPI 或米索前列醇长程维持治疗以预防溃疡复发。对初始使用 NSAIDs 的患者是否应常规给药预防溃疡的发生仍有争论。已明确的是,对于发生 NSAIDs 溃疡并发症的高危患者,如既往有溃疡病史、高龄、同时应用抗凝血药(包括低剂量的阿司匹林)或糖皮质激素者,应常规予抗溃疡药物预防,目前认为 PPI 或米索前列醇预防效果较好。

**(五)溃疡复发的预防**

有效根除 Hp 及彻底停服 NSAIDs,可消除消化性溃疡的两大常见病因,因而能大大减少溃疡复发。对溃疡复发同时伴有 Hp 感染复发(再感染或复燃)者,可予根除 Hp 再治疗。下列情况则需用长程维持治疗来预防溃疡复发:①不能停用 NSAIDs 的溃疡患者,无论 Hp 阳性还是阴性(如前述)。②Hp 相关溃疡,Hp 感染未能被根除。③Hp 阴性的溃疡(非 Hp、非 NSAIDs 溃疡)。④Hp 相关溃疡,Hp 虽已被根除,但曾有严重并发症的高龄或有严重伴随病患者。长程维持治疗一般以 $H_2RA$ 或 PPI 常规剂量的半量维持,而 NSAIDs 溃疡复发的预防多用 PPI 或米索前列醇,已如前述。

### (六)外科手术指征

由于内科治疗的进展,目前外科手术主要限于少数有并发症者,包括:①大量出血经内科治疗无效;②急性穿孔;③瘢痕性幽门梗阻;④胃溃疡癌变;⑤严格内科治疗无效的顽固性溃疡。

### 十、预后

由于内科有效治疗的发展,预后远较过去为佳,病死率显著下降。死亡主要见于高龄患者,死亡的主要原因是并发症,特别是大出血和急性穿孔。

## 第四节  应激性溃疡

应激性溃疡(SU)又称急性胃黏膜病变(AGML)或急性应激性黏膜病(ASML),是指机体在各类严重创伤或疾病等应激状态下发生的食管、胃或十二指肠等部位黏膜的急性糜烂或溃疡。Curling 最早在 1842 年观察到严重烧伤患者易发急性胃十二指肠溃疡出血。1932 年,Cushing 报告颅脑损伤患者易伴发 SU。现已证实,SU 在重症患者中很常见,75%~100% 的重症患者在进入 ICU 24 小时内发生 SU。0.6%~6.0% 的 SU 并发消化道大出血,而一旦并发大出血,会导致约 50% 的患者死亡。SU 病灶通常较浅,很少侵及黏膜肌层以下,穿孔少见。

### 一、病因

诱发 SU 的病因较多,常见病因包括严重创伤及大手术后、全身严重感染、多脏器功能障碍综合征和/或多脏器功能衰竭、休克及心肺脑复苏后、心脑血管意外、严重心理应激等。其中由严重烧伤导致者又称 Curling 溃疡,继发于重型颅脑外伤的又称 Cushing 溃疡。

## 二、病理生理

目前认为 SU 的发生是由于胃运动、分泌、血流、胃肠激素等多种因素的综合作用,使损伤因素增强,胃黏膜防御作用减弱,不足以抵御胃酸和胃蛋白酶的侵袭,最终导致胃黏膜损害和溃疡形成(图 6-3)。

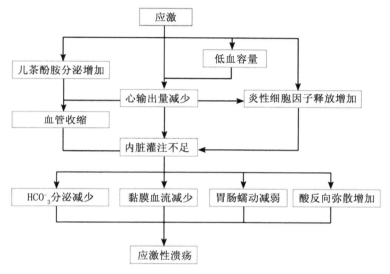

图 6-3 SU 病理生理

正常生理状态下,胃十二指肠黏膜具有一系列防御和修复机制,以抵御各种侵袭因素的损害,维持黏膜的完整性。这些防御因素主要包括上皮前的黏液和碳酸氢盐屏障、上皮细胞及上皮后的微循环。

### (一)黏液和碳酸氢盐屏障

胃黏液是由黏膜上皮细胞分泌的一种黏稠、不溶性的冻胶状物,其主要成分为糖蛋白,覆盖在胃黏膜表面形成黏液层,此层将胃腔与黏膜上皮细胞顶面隔开,并与来自血流或细胞内代谢产生的 $HCO_3^-$ 一起构成黏液和碳酸氢盐屏障。黏液层是不流动层,$H^+$ 在其中扩散极慢,其中的 $HCO_3^-$ 可充分与 $H^+$ 中和,并造成黏液层的胃腔侧与黏膜侧之间存在 pH 梯度,从而减轻胃酸对黏膜上皮细胞的损伤。

### (二)胃黏膜屏障

胃黏膜上皮细胞层是保护胃黏膜的重要组成部分,胃腔面的细胞膜由脂蛋白构成,可阻碍胃腔内 $H^+$ 顺浓度梯度进入细胞内,避免了细胞内 pH 降低。同时上皮细胞能在黏膜受损后进行快速迁移和增生,加快黏膜修复。

### (三)黏膜血流

可为黏膜提供氧、营养物质及胃肠肽类激素等以维持其正常功能,还可及时有效清除代谢产物和逆向弥散至黏膜内的 $H^+$,维持局部微环境稳定。此外,胃黏膜内存在许多具有细胞保护作用的物质,如胃泌素、前列腺素、生长抑素、表皮生长因子等,有保护细胞,抑制胃酸分泌,促进上皮再生的作用。

在创伤、休克等严重应激情况下,黏膜上皮细胞功能障碍,不能产生足够的 $HCO_3^-$ 和黏液,黏液和碳酸氢盐屏障受损;同时交感神经兴奋,使胃的运动功能减弱,幽门功能紊乱,十二指肠内容物反流入胃,加重对胃黏膜屏障的破坏;应激状态下胃黏膜缺血坏死,微循环障碍使黏膜上皮细胞更新减慢;应激时前列腺素(PGs)水平降低,儿茶酚胺大量释放,可激活并产生大量活性氧,其中的超氧离子可使细胞膜脂质过氧化,破坏细胞完整性,并减少核酸合成,使上皮细胞更新速度减慢,加重胃黏膜损伤。活性氧还可与血小板活化因子(PAF)、白三烯(LTC)、血栓素($TXB_2$)等相互作用,参与多种原因所致的 SU 发病过程。

### 三、临床表现

消化道出血是 SU 的主要表现,可出现呕血和/或黑便,或仅有胃液或大便潜血阳性。出血的显著特点是具有间歇性,可间隔多天,这种间歇特性可能是由于原有黏膜病灶愈合同时又有新病灶形成所致。消化道出血量大时常有血压下降,心率增快,体位性晕厥,皮肤湿冷,尿少等末梢循环衰竭表现,连续出血可导致血红蛋白下降,血尿素氮增多,甚至出现重要脏器功能衰竭。除出血外,SU 可出现上腹痛、腹胀、恶心、呕吐、反酸等消化道症状,但较一般胃十二指肠溃疡病轻。由于 SU 常并发于严重疾病或多个器官损伤,其临床表现容易被原有疾病掩盖。

### 四、辅助检查

#### (一)胃镜检查

胃镜检查是目前诊断 SU 的主要方法。病变多见于胃体及胃底部,胃窦部少见,仅在病情发展或恶化时才累及胃窦部。胃镜下可见胃黏膜充血、水肿、点片状糜烂、出血,以及大小不一的多发性溃疡,溃疡边缘整齐,可有新鲜出血或血斑。Curling 溃疡多发生在胃和食管,表现为黏膜局灶性糜烂,糜烂局部可有点片状或条索状出血,或呈现大小不等的瘀点及瘀斑,溃疡常为多发,形态不规则,境界清楚,周围黏膜水肿不明显,直径多在 0.5~1.0 cm。Curling 溃疡内镜下表现与其他类型 SU 相似,但病变形态多样,分布较广,病程后期胃黏膜病变处因细菌感染可见脓苔。

### (二)介入血管造影

行选择性胃十二指肠动脉造影,当病灶活动性出血量每分钟大于 0.5 mL 时,可于出血部位见到造影剂外溢、积聚,有助于出血定位。但阴性结果并不能排除 SU。

### (三)其他

X 线钡剂造影不适用于危重患者,诊断价值较小,现已很少应用。

## 五、诊断

SU 的诊断主要靠病史和临床表现。中枢神经系统病变(颅内肿瘤、外伤、颅内大手术等)、严重烧伤、外科大手术、创伤和休克、脓毒血症和尿毒症等患者出现上腹部疼痛或消化道出血时,要考虑到 SU 可能,确诊有赖于胃镜检查。

## 六、治疗

### (一)抑酸治疗

目标是使胃内 pH>4,并延长 pH>4 的持续时间,从而降低 SU 的严重程度,治疗和预防 SU 并发的出血。目前常用的抑酸药物主要有 $H_2$ 受体阻滞剂和质子泵抑制剂。$H_2$ 受体阻滞剂可拮抗胃壁细胞膜上的 $H_2$ 受体,抑制基础胃酸分泌,也抑制组胺、胰岛素、促胃液素、咖啡因等引起的胃酸分泌,降低胃酸,保护胃黏膜,并通过干扰组胺作用,间接影响垂体激素的分泌和释放,从而达到控制 SU 出血的作用。常用药物有雷尼替丁(100 mg 静脉滴注,2~4 次/天),法莫替丁(20 mg 静脉滴注,2 次/天)。质子泵抑制剂能特异性作用于胃黏膜壁细胞中的 $H^+$-$K^+$-ATP 酶,使其不可逆性失活,从而减少基础胃酸分泌和各种刺激引起的胃酸分泌,保护胃黏膜,缓解胃肠血管痉挛状态,增加因应激而减少的胃黏膜血流,显著降低出血率和再次出血的发生率。但质子泵抑制剂减少胃酸同时也降低胃肠道的防御功能,利于革兰阴性杆菌生长,不利于对肺部感染及肠道菌群的控制,长期应用还可引起萎缩性胃炎等,并可能与社区获得性肺炎或医院获得性肺炎相关。常用药物如奥美拉唑和潘妥拉唑,40 mg 静脉滴注,2 次/天。

## (二)保护胃黏膜

前列腺素 $E_2$ 可增加胃十二指肠黏膜的黏液和碳酸氢盐分泌,改善黏膜血流,增强胃黏膜防护作用,同时可抑制胃酸分泌。硫糖铝、氢氧化铝凝胶等可黏附于胃壁起到保护胃黏膜的作用,并可以降低胃内酸度。用法可从胃管反复灌注药物。

## (三)其他药物

近年研究认为氧自由基的大量释放是 SU 的重要始动因子之一,别嘌呤醇、维生素 E 及中药复方丹参、小红参等具有拮抗氧自由基的作用,但临床实际效果还需循证医学方法证实。

## (四)SU 并发出血的处理

一般先采用非手术疗法,包括输血,留置胃管持续胃肠负压吸引,使用抑酸药物,冰盐水洗胃等。有条件时可行介入治疗,行选择性动脉插管(胃左动脉)后灌注血管升压素。另外,如果患者情况可以耐受,可行内镜下止血,如钛夹止血、套扎止血、局部应用组织黏附剂和药物止血、黏膜内或血管内注射止血剂、高频电和氩离子凝固止血等。若非手术治疗无效,对持续出血或短时间内反复大量出血,范围广泛的严重病变,需及时手术治疗,原则是根据患者全身情况、病变部位、范围大小及并发症等选择最简单有效的术式。病变范围不大或十二指肠出血为主者,多主张行胃大部切除或胃大部切除加选择性迷走神经切断术。若病变范围广泛,弥漫性大量出血,特别是病变波及胃底者,可视情况保留 10% 左右的胃底,或行全胃切除术,但全胃切除创伤大,应谨慎用于 SU 患者。

## 七、预防

预防 SU 的基本原则是积极治疗原发病,纠正休克和抑制胃酸。具体措施包括:积极治疗原发病和防治并发症;维护心肺等重要器官正常功能;及时纠正休克,维持有效循环容量;控制感染;维持水、电解质及酸碱平衡;预防性应用抑酸药物;避免应用激素及阿司匹林、吲哚美辛等非甾体抗炎药;对有腹胀及呕吐者留置胃管减压,以降低胃内张力,减轻胃黏膜缺血和十二指肠反流液对胃黏膜的损害。

# 第七章

# 内分泌科疾病

## 第一节 甲状腺炎

甲状腺炎是一类累及甲状腺的异质性疾病。由自身免疫、病毒感染、细菌或真菌感染、慢性硬化、放射损伤、肉芽肿、药物、创伤等多种原因所致的甲状腺滤泡结构破坏。其病因不同,组织学特征各异,临床表现及预后差异较大。按发病缓急可分为急性、亚急性和慢性甲状腺炎;按病因可分为感染性、自身免疫性和放射性甲状腺炎;按组织病理学可分为化脓性、肉芽肿性、淋巴细胞性和纤维性甲状腺炎。临床上常见的慢性淋巴细胞性甲状腺炎、产后甲状腺炎、无痛性甲状腺均为自身免疫性甲状腺炎。

### 一、亚急性甲状腺炎

#### (一)病因和发病机制

亚急性甲状腺炎又称亚急性肉芽肿性甲状腺炎,多由病毒感染引起,以短暂疼痛的破坏性甲状腺组织损伤伴全身炎症反应为特征。各种抗甲状腺自身抗体在疾病活动期可以出现,可能是继发于甲状腺滤泡破坏后的抗原释放。

#### (二)临床表现

1.上呼吸道感染

起病前常有上呼吸道感染史,所以常有上呼吸道感染症状,如疲劳、倦怠、咽痛等,体温不同程度升高。

2.甲状腺区特征性疼痛

逐渐或突然发生甲状腺部位的疼痛,常放射至同侧耳部、咽喉、下颌角等处。

3.甲状腺肿大

弥漫性或不对称性肿大,压痛明显,可伴有结节,质地硬,无震颤和杂音。

4.甲状腺功能异常

典型病例分为甲状腺功能亢进(简称甲亢)期、甲状腺功能减退(简称甲减)期、恢复期3期。在甲亢期和甲减期可有甲亢或甲减的临床表现及甲状腺激素水平、TSH水平的异常。

**(三)诊断要点**

1.上呼吸道感染

发病前有上呼吸道感染史。

2.局部表现

甲状腺肿大、疼痛和压痛。

3.全身表现

发热、乏力等。

4.试验室检查

血沉快,血 $T_3$、$T_4$ 升高,TSH 下降,甲状腺摄碘率下降(分离现象)。

**(四)治疗原则**

(1)治疗目的:缓解疼痛,减轻炎症反应。

(2)非甾体解热镇痛剂用于轻症患者,疗程 2 周,常用药物有吲哚美辛、阿司匹林等。

(3)糖皮质激素对于疼痛剧烈、体温持续显著升高、水杨酸或其他非甾体抗炎药治疗无效者可以应用泼尼松 20~40 mg/d 口服,维持 1~2 周后逐渐减量,总疗程 6~8 周。

(4)伴有甲亢者,不服用抗甲状腺药物,可以给予 β 受体阻滞剂。

(5)甲减明显、持续时间长者,可以应用甲状腺激素替代治疗,但宜短期、小剂量使用;只有永久性甲减需要长期替代治疗。

**二、慢性淋巴细胞性甲状腺炎**

慢性淋巴细胞性甲状腺炎又称桥本甲状腺炎(HT),是自身免疫性甲状腺炎(AIT)的一个类型。

**(一)病因和发病机制**

目前,公认的病因是自身免疫,主要是 Ⅰ 型辅助型 T 淋巴细胞免疫功能异常。患者血清中出现 TPOAb、TGAb、甲状腺刺激阻断抗体(TSBAb)。遗传因素和环境因素也参与了 HT 的发病。

**(二)临床表现**

(1)起病隐匿,进展缓慢,多数患者缺乏临床症状,尤其是在病程早期。

(2)甲状腺弥漫性对称性肿大,少数不对称,质地韧硬。偶有局部疼痛与触痛。少数患者可有突眼。

(3)甲状腺功能可以正常、亢进或减低。HT 与 GD 并存时称为桥本甲状腺毒症。

(4)可以同时伴发其他自身免疫性疾病,如与 1 型糖尿病、甲状旁腺功能减退症、肾上腺皮质功能减退症同时存在时称为内分泌多腺体自身免疫综合征Ⅱ型。

**(三)诊断要点**

(1)甲状腺肿大、质地坚韧、伴或不伴结节。

(2)甲状腺自身抗体 TPOAb 和/或 TGAb 长期高滴度阳性。

(3)细针穿刺活检有确诊价值。

(4)伴临床甲减或亚临床甲减支持诊断。

**(四)治疗原则**

1.随访

既无症状甲状腺功能又正常的 HT 患者主张半年到 1 年随访 1 次,主要检查甲状腺功能。

2.病因治疗

目前,无针对病因的治疗方法,提倡低碘饮食。

3.甲减和亚临床甲减的治疗

临床甲减者需要 $L\text{-}T_4$ 替代治疗,亚临床甲减者需要评估患者的危险因素再决定是否应用 $L\text{-}T_4$。

4.应用 β 受体阻滞剂

伴甲亢者可以应用 β 受体阻滞剂。

**三、无痛性甲状腺炎**

无痛性甲状腺炎又称亚急性淋巴细胞性甲状腺炎、安静性甲状腺炎,是 AIT 的一个类型。

**(一)病因和发病机制**

本病与自身免疫有关。与 HT 相似,但淋巴细胞浸润较 HT 轻,表现为短暂、可逆的甲状腺滤泡破坏、局灶性淋巴细胞浸润,50%的患者血中存在甲状腺自身抗体。

**(二)临床表现**

1.甲状腺肿大

弥漫性轻度肿大,质地较硬,无结节,无震颤和杂音,无疼痛和触痛为其特征。

2.甲状腺功能

甲状腺功能变化类似于亚急性甲状腺炎,分为甲状腺毒症期、甲减期和恢复期。半数患者并不经过甲减期。

**(三)诊断要点**

(1)可以有甲亢的临床表现,也可以无任何症状。

(2)甲状腺毒症阶段甲状腺激素水平升高而摄碘率下降,$T_3/T_4 < 20$ 对诊断有帮助,恢复期甲状腺激素水平和摄碘率逐渐恢复。

(3)多数患者甲状腺自身抗体阳性,其中 TPOAb 增高更明显。

**(四)治疗原则**

1.甲状腺毒症阶段

避免应用抗甲状腺药物,可以应用 β 受体阻滞剂,一般不主张应用糖皮质激素。

2.甲减期

一般不主张应用甲状腺激素,症状明显、持续时间长者可小剂量应用,如果是永久甲减需要终生替代治疗。

3.定期监测甲状腺功能

本病有复发倾向,甲状腺抗体滴度逐渐升高,有发生甲减的潜在危险,故临床缓解后也需要定期监测甲状腺功能。


# 第二节　甲状腺结节


甲状腺结节是临床常见疾病。流行病学调查显示,在一般人群中采用触诊的方法,甲状腺结节的检出率为 $3\% \sim 7\%$,采用高分辨率超声,其检出率可达

19％～67％。甲状腺结节在女性和老年人群中多见。虽然甲状腺结节的患病率很高,但仅有约 5％的甲状腺结节为恶性,因此甲状腺结节处理的重点在于良恶性的鉴别。

## 一、病因及分类

多种甲状腺疾病都可以表现为甲状腺结节,包括局灶性甲状腺炎症、甲状腺腺瘤、甲状腺囊肿、结节性甲状腺肿、甲状腺癌、甲状旁腺腺瘤或囊肿、甲状舌管囊肿等。此外,先天性一叶甲状腺发育不良,而另一叶甲状腺增生,以及甲状腺手术后及放射性碘治疗后残留甲状腺组织的增生亦可以表现为甲状腺结节。

## 二、诊断

甲状腺结节诊断的首要目的是确定结节为良性还是恶性,可以通过询问病史、物理检查、甲状腺细针穿刺细胞学检查及超声、扫描等确定诊断。

### (一)病史及体格检查

目前,已知的影响结节良恶性的因素包括年龄、性别、放射线照射史、家族史等。儿童及青少年甲状腺结节中恶性的比率明显高于成人。年龄 60 岁以上者恶性的比率增加,且未分化癌的比例明显增高。成年男性甲状腺结节的患病率较低,但恶性的比例高于女性。与甲状腺癌发生相关的最重要的危险因素为放射线暴露,既往有头颈部放射照射史及核素辐射史者,甲状腺结节和甲状腺癌的发生率明显增高。患者的家族史对甲状腺结节的判定也有一定的帮助,有甲状腺肿家族史和地方性甲状腺肿地区居住史者甲状腺肿的发生率较高。有甲状腺癌家族史及近期出现的甲状腺结节增长较快,或伴有声音嘶哑、吞咽困难和呼吸道梗阻者提示可能为恶性。

大多数甲状腺结节患者没有临床症状,仅表现为无痛性颈部包块,合并甲状腺功能异常时,可出现相应的临床表现,部分患者由于结节侵犯周围组织出现声音嘶哑、压迫感、呼吸/吞咽困难等压迫症状。甲状腺的肿块有时较小,不易触及,容易漏诊。检查时要求患者充分暴露颈部,仔细触诊。正常的甲状腺轮廓视诊不易发现,若看到甲状腺的外形常提示甲状腺肿大。触诊检查时要注意甲状腺的大小、质地、有无肿块及肿块的数目、部位、边界、活动度、肿块有无压痛及颈部有无肿大的淋巴结等,提示恶性病变的体征包括结节较硬,与周围组织粘连固定,局部淋巴结肿大等。

### (二)实验室检查

甲状腺结节患者均应行甲状腺功能检测。血清促甲状腺激素(TSH)水平降低提示可能为自主功能性或高功能性甲状腺结节,需行甲状腺核素扫描进一步判断结节是否具有自主摄取功能,功能性或高功能性甲状腺结节中恶性的比例极低。甲状腺自身抗体阳性提示存在桥本甲状腺炎,但不排除同时伴有恶性疾病,因乳头状甲状腺癌和甲状腺淋巴瘤可与桥本甲状腺炎并存。甲状腺球蛋白(Tg)是甲状腺产生的特异性蛋白,由甲状腺滤泡上皮细胞分泌,多种甲状腺疾病可引起血清 Tg 水平升高,包括分化型甲状腺癌、甲状腺肿、甲状腺组织炎症或损伤、甲状腺功能亢进症等,因此血清 Tg 测定对甲状腺结节的良恶性鉴别没有帮助,临床主要用于分化型甲状腺癌手术及清甲治疗后的随访监测。分化型甲状腺癌行甲状腺全切及[131]I清甲治疗后,体内 Tg 很低或测不到,在随访过程中如果血清 Tg 升高提示肿瘤复发。降钙素由甲状腺滤泡旁细胞(C 细胞)分泌,降钙素升高是甲状腺髓样癌的特异性标志,如疑及甲状腺髓样癌应行血清降钙素测定。

### (三)超声检查

高分辨率超声检查是评估甲状腺结节的首选方法,可以探及直径 2 mm 以上的结节,已在甲状腺结节的诊断过程中广泛使用。颈部超声可确定甲状腺结节的大小、数量、位置、囊实性、形状及包膜是否完整、有无钙化、血供及与周围组织的关系等情况,同时可评估颈部有无肿大淋巴结,以及淋巴结的大小、形态和结构特点,是区分甲状腺囊性或实性病变的最好无创方法。此外对甲状腺良恶性病变的鉴别也有一定价值。以下超声征象提示甲状腺癌的可能性大:①实性低回声结节;②结节内血供丰富;③结节形态和边缘不规则,"晕征"缺如;④微小钙化;⑤同时伴有颈部淋巴结超声影像异常,如淋巴结呈圆形、边界不规则、内部回声不均或有钙化、皮髓质分界不清、淋巴门消失等。在随访过程中超声检查还可以较客观地监测甲状腺结节大小的变化。较小而不能触及的结节可在超声引导下进行细针穿刺。甲状腺癌术后患者定期颈部超声检查可以帮助确定有无局部复发。

### (四)甲状腺核素显像

适用于评估直径>1 cm 的甲状腺结节,根据对放射性核素的摄取情况,甲状腺结节可以分为"热"结节、"温"结节、"冷"结节。除极少数的滤泡状甲状腺癌外,绝大多数可自主摄取放射性核素的"热"结节均为良性病变。放射性核素的摄取与周围组织相似或略高于周围组织的"温"结节通常也为良性。甲状腺恶性肿瘤通常表现为放射性核素摄取极低的"冷"结节,但冷结节中只有不足 20%为恶性,80%以上为良性,如甲状腺囊性病变、局灶性甲状腺炎等都表现为"冷"结节。核素显像在甲状腺结节良恶性鉴别中的作用有限,一般临床考虑甲状腺结节为高功能者首选核素扫描,否则核素扫描不作为甲状腺结节的首选检查。

有些化学物质与癌组织的亲和力较高,经同位素标记后用于亲肿瘤甲状腺显像,如锝-99m甲氧基异丁基异腈($^{99m}$Tc-MIBI)、铊-201($^{201}$Tl)、铯-131($^{131}$Cs)等。虽然它们与恶性肿瘤的亲和力较高,扫描常呈阳性(即浓聚放射性物质),但并不是特异性的。有些代谢较活跃的组织(如自主功能性甲状腺腺瘤)或富含线粒体的组织(如桥本甲状腺炎的嗜酸性变细胞)也可呈阳性。因此,对这些亲肿瘤现象的结果必须结合其他资料综合分析。

PET/CT显像是目前较为先进的核医学诊断技术,$^{18}$F-FDG是最重要的显像剂。PET显像能够反映甲状腺结节摄取和代谢葡萄糖的状态,但并非所有的甲状腺恶性结节都在$^{18}$F-FDG PET显像中表现为阳性,某些良性结节也会摄取$^{18}$F-FDG,因此单纯依靠$^{18}$F-FDG PET显像也不能准确鉴别甲状腺结节的良恶性。

### (五)放射学诊断

CT和MRI作为甲状腺结节的诊断手段之一,可以显示结节与周围解剖结构的关系,明确病变的范围及其对邻近器官和组织的侵犯情况,如对气管、食管等有无压迫和破坏,颈部淋巴结有无转移等,但它们在评估甲状腺结节的良恶性方面并不优于超声。CT和MRI对微小病变的显示不及超声,但对胸骨后病变的显示较好。

### (六)甲状腺细针抽吸细胞学检查

甲状腺细针抽吸细胞学检查(FNAB)是甲状腺结节诊断过程中的首选检查方法,该方法简便、安全、结果可靠,对甲状腺结节的诊断及治疗有重要价值,被视为术前诊断甲状腺结节的"金标准",通常分为恶性、可疑恶性、不确定性及良性。甲状腺细针穿刺对甲状腺乳头状癌、甲状腺髓样癌和未分化甲状腺癌等具有可靠的诊断价值,由于甲状腺滤泡状癌和滤泡细胞腺瘤的区别为有无包膜和血管浸润,因此细胞学检查一般无法区分甲状腺滤泡状癌和滤泡状腺瘤。

凡直径>1 cm的甲状腺结节,均可考虑FNAB检查。直径<1 cm的甲状腺结节,如存在下述情况可考虑超声引导下细针穿刺:①超声提示结节有恶性征象;②伴颈部淋巴结超声影像异常;③童年期有颈部放射线照射史或辐射暴露

史;④有甲状腺癌病史或家族史;⑤$^{18}$F-FDG PET 显像阳性。

甲状腺粗针穿刺也可以获得组织标本供常规病理检查所用。如细胞学不能确定诊断且结节较大者可行粗针穿刺病理检查,但不足之处是创伤较大。

### (七)分子生物学检测

经 FNAB 仍不能确定良恶性的甲状腺结节,对穿刺标本或外周血进行甲状腺癌的分子标志物检测,如 BRAF 突变、Ras 突变、RET/PTC 重排等,能够提高诊断准确率。BRAF 基因突变和 RET/PTC 重排对甲状腺乳头状癌的诊断具有较好的特异性。Ras 基因突变虽然对甲状腺乳头状癌和甲状腺滤泡状癌并非特异,但其同样具有临床意义。如细胞学检查为"滤泡性病变"同时伴 RAS 突变阳性,提示为滤泡变异型乳头状甲状腺癌或甲状腺腺瘤。RET 基因突变与遗传性甲状腺髓样癌的发生有关。

## 三、治疗

一般来说,良性甲状腺结节可以通过以下方式处理。

### (一)随访观察

多数良性甲状腺结节仅需定期随访,无须特殊治疗,如果无变化可以长期随访观察。少数情况下可选择下述方法治疗。

### (二)手术治疗

良性甲状腺结节一般不需手术治疗。手术治疗的适应证:①出现与结节明显相关的局部压迫症状;②合并甲状腺功能亢进症,内科治疗无效;③结节位于胸骨后或纵隔内;④结节进行性生长,临床考虑有恶变倾向或合并甲状腺癌高危因素者。因外观或思想顾虑过重影响正常生活而强烈要求手术者,可作为手术的相对适应证。

### (三)甲状腺激素抑制治疗

良性病变可直接行甲状腺激素抑制治疗,也可用于随访过程中结节增大者。TSH 抑制治疗的原理是,应用 $L$-$T_4$ 将血清 TSH 水平抑制到正常低限或低限以下,从而抑制和减弱 TSH 对甲状腺细胞的促生长作用,达到缩小甲状腺结节的目的。在抑制治疗过程中结节增大者停止治疗,直接手术或重新穿刺。抑制治疗 6 个月以上结节无变化者也停止治疗,仅随访观察。长期甲状腺激素抑制治疗可引发心脏不良反应(如心率增快、心房颤动、左心室增大、心肌收缩性增强、舒张功能受损等)和骨密度降低。男性和绝经前女性患者可在治疗起始阶段将

TSH 控制于<0.1 mU/L,1 年后若结节缩小则甲状腺激素减量使用,将 TSH 控制在正常范围下限。绝经后女性治疗目标为将 TSH 控制于正常范围下限。在治疗前应权衡利弊,不建议常规使用 TSH 抑制疗法治疗良性甲状腺结节,老年、有心脏疾病及骨质疏松者使用甲状腺激素抑制治疗更应慎重。

### ·(四)[131]I 治疗

[131]I 主要用于治疗有自主摄取功能并伴有甲亢的良性甲状腺结节。妊娠期或哺乳期是[131]I 治疗的绝对禁忌证。[131]I 治疗后 2～3 月,有自主功能的结节可逐渐缩小,甲状腺体积平均减少 40%;伴有甲亢者在结节缩小的同时,甲亢症状、体征可逐渐改善,甲状腺功能指标可逐渐恢复正常。如[131]I 治疗 4～6 个月后甲亢仍未缓解、结节无缩小,应结合患者的临床表现和相关实验室检查结果,考虑再次给予[131]I 治疗或采取其他治疗方法。[131]I 治疗后,约 10%的患者于 5 年内发生甲减,随时间延长甲减发生率逐渐增加。因此,建议治疗后每年至少检测一次甲状腺功能,如监测中发现甲减,要及时给予 $L$-$T_4$ 替代治疗。

### (五)其他治疗

治疗良性甲状腺结节的其他方法还包括超声引导下经皮无水乙醇注射、经皮激光消融术等。采用这些方法治疗前,必须先排除恶性结节的可能性。

# 第三节　糖　尿　病

## 一、糖尿病病因及高危人群

### (一)糖尿病的病因及发病机制

#### 1.1 型糖尿病

(1)1 型糖尿病是自身免疫性疾病:1 型糖尿病在发病前胰岛素分泌功能虽然维持正常,但已经处于免疫反应活动期,血液循环中会出现一组自身抗体:胰岛细胞自身抗体(ICAs)、胰岛素自身抗体(IAA)、谷氨酸脱羧酶自身抗体($GAD_{65}$)。1 型糖尿病患者的淋巴细胞上,HLA-II 类抗原 $DR_3$、$DR_4$ 频率显著升高。患者经常与其他自身免疫性内分泌疾病(如甲状腺功能亢进症、桥本甲状腺炎及艾迪生病)同时存在。有自身免疫性疾病家族史,如类风湿关节炎、结缔组织病等家族史。50％～60％新诊断的1型糖尿病患者外周血细胞中,具有杀伤力的T淋巴细胞$CD_{88}$数量显著增加。新诊断的1型糖尿病接受免疫抑制剂治疗可短期改善病情,降低血糖。

(2)1型糖尿病的自然病程:①第一阶段,具有糖尿病遗传易感性,临床上无异常征象。②第二阶段,遭受病毒感染等侵袭。③第三阶段,出现自身免疫性损伤,ICA阳性、IAA阳性、$CAD_{65}$阳性等,此阶段在葡萄糖的刺激下胰岛素的释放正常。④第四阶段,胰岛β细胞继续受损,β细胞数量明显减少,葡萄糖刺激下胰岛素释放减少,葡萄糖耐量试验示糖耐量减低。⑤第五阶段,胰岛β细胞受损大于80％,表现为高血糖及尿糖、尿酮体阳性,由于有少部分β细胞存活,血浆中仍可测出C-肽,如果病变继续发展,β细胞损失增多,血浆中C-肽很难测出。

2.2 型糖尿病

2型糖尿病具有明显的遗传异质性,受到多种环境因素的影响,其发病与胰岛素抵抗及胰岛素分泌相对缺乏有关。

(1)遗传因素:目前认为2型糖尿病是一种多基因遗传病。与其相关的基因有胰岛素受体底物-1(IRS-1)基因、解偶联蛋白2基因($UCP_2$)、胰高血糖素受体基因、$β_3$肾上腺素能受体(AR)基因、葡萄糖转运蛋白基因突变、糖原合成酶(GS)基因等。有遗传易感性的个体并不是都会发生糖尿病,环境因素在2型糖尿病的发生发展中起着重要作用,这些环境因素包括肥胖、不合理饮食、缺乏体育锻炼、吸烟、年龄、应激等。

(2)肥胖:近年来有一种"节约基因"假说(图7-1),生活贫困的人群具有一种良好的本能,就是在贫困和强体力劳动的情况下,当营养充足时,体内的营养物以脂肪方式储存而节约下来,以备在饥荒时应用,当这些人进入现代社会,体力活动减少、热量充足或过剩,节约基因便成为肥胖和2型糖尿病的易感基因。

肥胖者的胰岛素调节外周组织对葡萄糖的利用明显降低,周围组织对葡萄糖的氧化、利用障碍,胰岛素对肝糖生成的抑制作用减低,游离脂肪酸(FFA)升高,高水平FPA可刺激胰岛β细胞过度分泌胰岛素而造成高胰岛素血症,并损害胰岛β细胞功能;FFA可抑制胰岛β细胞对葡萄糖刺激的胰岛素分泌;FFA升高可使胰岛细胞中脂酰辅酶A升高,从而甘油三酯(TG)合成增多;胰岛β细胞中脂质的增加可能影响其分泌胰岛素的功能。另外,在人类$β_3$肾上腺素能受体($β_3$AR)活性下降对内脏型肥胖的形成具有重要作用。

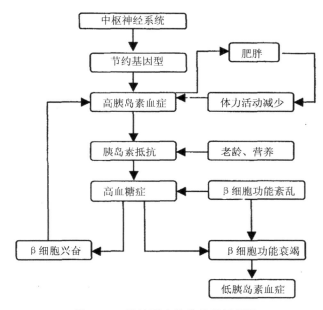

图 7-1　2 型糖尿病的节约基因假说

　　肥胖者存在明显的高胰岛素血症,高胰岛素血症降低胰岛素与受体的亲和力,从而造成胰岛素作用受阻,引发胰岛素抵抗,也就需要胰岛 β 细胞分泌更多的胰岛素,又引发高胰岛素血症,形成糖代谢紊乱与 β 细胞功能不足的恶性循环,最终导致 β 细胞功能严重缺陷,引发糖尿病。

　　(3)不合理饮食:目前认为脂肪摄入过多是 2 型糖尿病的重要环境因素之一。食物中不同类型的脂肪酸对胰岛素抵抗造成不同的影响,饮食中适量减少饱和脂肪酸和脂肪摄入有助于预防糖尿病。

　　食用水溶性纤维可在小肠表面形成高黏性液体,包被糖类,对肠道的消化酶形成屏障,延缓胃排空,从而延缓糖的吸收;食用水溶性纤维可被肠道菌群水解形成乙酸盐和丙酸盐,这些短链脂肪酸可吸收入门静脉,并在肝脏刺激糖酵解,抑制糖异生,促进骨骼肌葡萄糖转运蛋白(GLUT-4)的表达;此外水溶性纤维还可减少胃肠肽的分泌,胃肠肽可刺激胰岛分泌胰岛素,可见,多纤维饮食可改善胰岛素抵抗、降低血糖。

　　果糖可加重 2 型糖尿病患者的高胰岛素血症和高脂血症,食物中锌、铬缺乏也可使糖耐量减低,酗酒者可引发糖尿病。

　　(4)体力活动不足:运动可改善胰岛素敏感性,葡萄糖清除率增加,而且运动也有利于减轻体重,改善脂质代谢。

(5)胰岛素抵抗:胰岛素抵抗是指胰岛素分泌量在正常水平时,刺激靶细胞摄取和利用葡萄糖的生理效应显著减弱,或者靶细胞摄取和利用葡萄糖的生理效应正常进行,需要超量的胰岛素。

1)胰岛素抵抗的发生机制:胰岛素抵抗的主要原因是胰岛素的受体和受体后缺陷,包括下列方面。①在肥胖的 2 型糖尿病中可发现脂肪细胞上胰岛素受体的数量和亲和力降低,肝细胞和骨骼肌细胞上受体结合胰岛素的能力无明显异常。②β 亚单位酪氨酸激酶的缺陷是 2 型糖尿病受体后缺陷的主要问题。③胰岛素受体基因的外显子突变造成受体结构异常,使胰岛素与受体的结合减少。④$GLUT$-4 基因突变也是胰岛素抵抗的原因之一,$GLUT$-4 基因的启动基因区突变可能与 2 型糖尿病的发生有关。⑤游离脂肪酸(FFA)增多:2 型糖尿病患者经常存在 FFA 增多,从而引起胰岛素抵抗,其机制与 FFA 抑制外周葡萄糖的利用和促进糖异生有关。

2)胰岛素抵抗的临床意义:①胰岛素抵抗是一种病理生理状态,贯穿于 2 型糖尿病发病的全过程,由单纯胰岛素抵抗到糖耐量减低(IGT)到糖尿病早期、后期。②研究发现,2 型糖尿病的一级亲属及糖尿病患者都存在胰岛素抵抗,且与血管内皮功能损伤密切相关,而血管内皮功能损伤又是动脉硬化的初始阶段,所以胰岛素抵抗还可以引起心血管疾病,它经常存在于众多心血管代谢疾病,这些疾病常集中于一身,称为胰岛素抵抗综合征。③胰岛素抵抗还见于多种生理状态和疾病,如妊娠、多囊卵巢综合征、胰岛素受体突变、肢端肥大症、某些遗传综合征等。

3)防治胰岛素抵抗的临床意义:防治胰岛素抵抗可预防和治疗 2 型糖尿病;预防、治疗代谢综合征;改善糖、脂代谢;改善胰岛 β 细胞功能;减少心血管并发症的发生率和病死率。

4)肿瘤坏死因子-α(TNF-α)与胰岛素抵抗的关系:TNF-α 是由脂肪细胞产生的一种细胞因子,在胰岛素抵抗中起着重要作用。它可减低培养的脂肪细胞 $GLUT$-4 mRNA 的表达及 GLUT-4 蛋白含量;抑制脂肪及肌肉组织中胰岛素诱导的葡萄糖摄取。TNF-α 的作用机制为抑制胰岛素受体突变,酪氨酸激酶、胰岛素受体底物-1(IRS-1)及其他细胞内蛋白质的磷酸化,使其活性降低,同时降低 $GLUT$-4 的表达,抑制糖原合成酶的活性,增加脂肪分解,升高 FFA 浓度,升高血浆纤溶酶原激活物抑制物-1(PAI-1)的浓度。在肥胖、2 型糖尿病患者的脂肪和肌肉组织中 TNF-α 表达量明显增加。

5)抵抗素与胰岛素抵抗的关系:抵抗素是新近发现的由脂肪细胞分泌的一

种含有 750 个氨基酸的蛋白质,具有诱发胰岛素抵抗的作用,基因重组的抵抗素能使正常小鼠的糖耐量受损,并降低胰岛素激发的脂肪细胞的糖摄取及胰岛素敏感性。目前认为它是一种潜在的联系肥胖与胰岛素抵抗及糖尿病的激素。

　　6)胰岛素敏感性的检测方法:①空腹胰岛素,是较好的胰岛素抵抗指数,与正糖钳夹结果有很好的相关性,适用于非糖尿病患者群。②稳态模式评估法的胰岛素抵抗指数(HOMA-IR),HOMA-IR=空腹血糖(mmol/L)×空腹胰岛素(mIU/L)/22.5。③空腹胰岛素敏感性指数(IRI):IRI=空腹血糖(mIU/L)×空腹胰岛素(mmol/L)/25。④空腹血糖与胰岛素乘积的倒数(IAI):IAI=1[空腹血糖(mmol/L)×空腹胰岛素(mIU/L)],本方法由我国学者提出。⑤空腹血糖与胰岛素比值(FPI),FPI=空腹血糖(mmol/L)/空腹胰岛素(mIU/L)。⑥高胰岛素-正葡萄糖钳夹技术,是在胰岛素-葡萄糖代谢平衡状态下,精确测定组织对胰岛素敏感性的方法。在指定时间内,使血浆胰岛素水平迅速升高并保持于优势浓度(100 μU/L 左右),在此期间,每 5 分钟测定一次动脉的血浆葡萄糖浓度,根据测定的血糖值调整外源性的葡萄糖输注速度,使血糖水平保持在正常范围(5 mmol/L 左右),一般经过 2 小时达到胰岛素-葡萄糖代谢稳定状态。由于优势浓度的胰岛素可基本抑制肝糖的输出(内源性葡萄糖产量),因此稳定状态下的葡萄糖输注率(M)相等于外周组织的葡萄糖利用率。M 值可作为评价外周组织胰岛素敏感性的指标。本法具有精确、重复性好的特点,缺点是不能知晓肝糖产生的真实情况及葡萄糖在细胞内代谢的机制。⑦扩展葡萄糖钳夹技术,在正葡萄糖钳夹技术的基础上,联合应用放射性同位素追踪技术和间接测热技术,精确测定内源性葡萄糖生成量(肝糖)和机体葡萄糖利用率及细胞内葡萄糖氧化和合成的情况,从而全面了解机体葡萄糖的生成和利用。基本方法为:在钳夹前 2~3 小时,输注一定量 3H 标记的葡萄糖,根据所标记底物的放射性,分别计算出葡萄糖消失率(又称葡萄糖利用率)、肝糖产量(HGP)。应用间接测热法得出葡萄糖氧化率和非氧化率(糖原合成率)。此外,还可得知脂肪和蛋白质氧化利用的情况。该项组合技术是世界上公认的测定胰岛素敏感性的一套较完整技术。此项技术的应用为揭示胰岛素对葡萄糖、脂肪及蛋白质代谢的影响,胰岛素抵抗发生的机制、抵抗发生的部位提供了证据。目前国际上应用的扩展钳夹技术还有很多,但都以正糖钳夹为基础,如正钳夹联合局部插管法、联合局部组织活检等。⑧微小模型和静脉胰岛素耐量试验,基本方法是静脉注射葡萄糖(0.3 g/kg)以刺激内源性胰岛素分泌,在 3 小时内抽血 26~30 次,检测胰岛素和葡萄糖浓度,将测定值输入计算机,应用微小模型进行计算。此法的优点是能同步测定和评估胰岛素敏感性和葡萄糖自身代谢效能,并可知晓 β 细胞分泌功能,应用本法计算出的胰岛素敏感性与正糖钳夹测定的结果有很好的相关性。目前已有简化样本法和改良法。⑨短时胰岛素耐量试验,静脉注射胰岛素(0.1 U/kg),在 15 分钟内抽取血标本测定葡萄糖浓度,根据葡萄糖的下降率计算胰岛素敏感性。此法与正糖钳夹结果有很好的相关性,具有操作简单、耗时少、相对精确的特点。

**3.特殊类型糖尿病**

特殊类型糖尿病共有 8 类。

(1)胰岛 β 细胞功能缺陷:为单基因缺陷所致胰岛 β 细胞分泌胰岛素不足,目前发现的基因:①*MODY*3基因、*MODY*2 基因和 *MODY*1 基因。②线粒体基因突变:线粒体 DNA 常见为 *tRNALeu(UUR)*基因 3243 突变(A→G)。

(2)胰岛素作用的遗传缺陷:此型呈明显的高胰岛素血症,明显的胰岛素抵抗,包括 A 型胰岛素抵抗、脂肪萎缩性糖尿病。

(3)胰岛外分泌疾病:胰腺炎、血色病、外伤或胰腺切除、纤维钙化性胰腺病、肿瘤、囊性纤维化。

(4)内分泌疾病:肢端肥大症、甲状腺功能亢进症、库欣综合征、生长抑素瘤、胰高血糖素瘤、醛固酮瘤、嗜铬细胞瘤等。

(5)其他:药物或化学物诱导所致糖尿病,感染所致糖尿病,免疫介导的罕见疾病,伴糖尿病的其他遗传综合征。

**(二)糖尿病的高危人群**

(1)老龄化:随着年龄增长,体力活动减少,体重增加,胰岛素分泌能力及身体对胰岛素的敏感性下降,使糖尿病特别是 2 型糖尿病的发生机会增多,所以年龄≥45 岁的人群,是糖尿病的高危人群。

(2)肥胖:体重≥标准体重 20%,或体质指数(BMI)≥27 kg/m²。

(3)糖尿病有明显的遗传倾向,家族中有患糖尿病的一级亲属的人群也是糖尿病发病的高危人群。

(4)有妊娠糖尿病史或巨大胎儿分娩史者,妊娠期间可能有未发现的高血糖,血糖经过胎盘达到胎儿,而胎儿的胰岛功能正常,充分利用了这些多余的糖分,形成巨大儿。

(5)原发性高血压患者。

(6)高脂血症:高密度脂蛋白(HDL)≤0.9 mmol/L,甘油三酯≥2.8 mmol/L。

(7)曾经有空腹血糖受损(IFG)或糖耐量减低(IGT)史者。

## 二、糖尿病诊断

### (一)临床表现

(1)代谢紊乱综合征:"三多一少",即多尿、多饮、多食和体重减轻。1 型糖尿病患者大多起病较快,病情较重,症状明显且严重。2 型糖尿病患者多数起病缓慢,病情相对较轻,肥胖患者起病后也会体重减轻。患者可有皮肤瘙痒,尤其外阴瘙痒。高血糖可使眼房水晶体渗透压改变而引起屈光改变致视力模糊。

(2)相当一部分患者并无明显"三多一少"症状,仅因各种并发症或伴发病而就诊,化验后发现高血糖。

(3)反应性低血糖:有的 2 型糖尿病患者进食后胰岛素分泌高峰延迟,餐后 3～5 小时血浆胰岛素水平不适当地升高,其所引起的反应性低血糖可成为这些患者的首发表现。

### (二)实验室检查

部分反映糖代谢的指标见表 7-1。

表 7-1　反映糖代谢水平的有关检查指标的意义

| 实验室指标 | 代表血糖水平时间 |
| --- | --- |
| 血糖(空腹、餐后) | 瞬间 |
| 24 小时尿糖 | 当天 |
| 果糖胺 | 最近 7～10 天 |
| 糖化血红蛋白(HbA1c) | 最近 2～3 个月 |

1.血糖测定

血糖测定是糖尿病的主要诊断依据,也是指导糖尿病治疗及判断疗效的主要指标。最常用的方法是葡萄糖氧化酶法。用血浆、血清测得的血糖比全血高 15%。如果作为诊断建议应用血浆或血清葡萄糖,正常值 3.9～6.0 mmol/L。

2.尿糖测定

正常人每天尿中排出的葡萄糖不超过 100 mg,一般常规的尿糖定性测不出。若每天尿中排出糖超过 100 mg,则称为糖尿。但尿糖阴性并不能排除糖尿病的可能。

3.葡萄糖耐量试验

(1)口服葡萄糖耐量试验(OGTT):此方法是检查人体血糖调节功能的一种方法,是诊断糖尿病、糖耐量减低(IU)的最主要方法,应用非常广泛。儿童 1～

1.5 岁 2.5 g/kg,1.5～3.0 岁 2.0 g/kg,3～12 岁 1.75 g/kg,最大量不超过 75 g。非妊娠成人服 75 g 葡萄糖。

方法:试验前一夜禁食 10 小时以上,16 小时以下,次日清晨(7～9 时)开始,把 75 g 葡萄糖稀释至 25% 的浓度,5 分钟之内饮完,分别在空腹、服糖后 30 分钟、60 分钟、120 分钟、180 分钟采血,测血糖,若患者有低血糖史可延长试验时间,并于第 4 小时及第 5 小时测血糖,每次采血后立即留尿查尿糖以排除肾脏因素的影响。正常人服糖后血糖迅速上升,30～60 分钟内血糖达到最高峰,高峰血糖水平比空腹超过 50%,此时肝脏摄取及其他组织利用与吸收进入血液的葡萄糖数量相等。在 1.5～2 小时血糖下降至正常水平。

口服葡萄糖耐量试验的影响因素:①饮食因素,试验前三天应该摄入足够的糖类,一天大于 250 g,否则容易出现糖耐量减低而导致假阳性,特别是老年人。另外,还要注意脂肪摄入的标准化。②体力活动,试验前体力活动过少或过多都会影响糖耐量试验结果。③精神因素及应激,情绪激动及急性应激均可以引起血糖升高,试验前要避免。④生理因素,妊娠、老年都可影响糖耐量试验结果。⑤药物,口服避孕药、烟酸、某些利尿剂、水杨酸类药物可影响糖耐量试验结果,试验前应停药。⑥疾病,一些疾病,如肝脏疾病、心脏疾病、肾脏疾病、胰腺疾病、骨骼肌疾病、某些内分泌疾病、代谢紊乱等均可影响糖耐量试验结果。

(2)静脉葡萄糖耐量试验(IVGTT):由于缺乏肠道的刺激,IVGTT 不符合生理条件,所以只用于有胃肠功能紊乱者。具体方法为:按每千克体重 0.5 g 计算,静脉注射 50% 葡萄糖溶液,2～3 分钟注完,在注射过程中的任何时间为零点,每 5 分钟取静脉血验血糖 1 次,共 60 分钟。将葡萄糖值绘在半对数纸上,横坐标为时间,计算某一血糖值下降到其一半的时间作为 $t_{1/2}$,再按公式 $K = 0.69/t_{1/2} \times 100$ 算出 $K$ 值。正常人 $K \geqslant 1.2$,糖尿病患者 $K < 0.9$。IVGTT 可了解胰岛素释放第一时相的情况。

4.糖化血红蛋白

糖化血红蛋白(HbA1c)是血红蛋白 A 组分的某些特殊分子部位和葡萄糖经过缓慢而不可逆的非酶促反应结合而形成的,其中以 HbA1c 最主要,它反映 8～12 周的血糖的平均水平,可能是造成糖尿病慢性并发症的一个重要致病因素,是糖尿病患者病情监测的重要指标,但不能作为糖尿病的诊断依据。其参考范围为 4%～6%。

5.糖化血浆清蛋白

人血浆蛋白与葡萄糖发生非酶催化的糖基化反应而形成果糖胺(FA),可以评价 2～3 周内的血糖波动情况,其参考值为 1.7～2.8 mmol/L。此项化验也不能作为糖尿病的诊断依据。

6.血浆胰岛素和 C-肽测定

β细胞分泌的胰岛素原可被相应的酶水解生成胰岛素和 C-肽,这两个指标可以作为糖尿病的分型诊断应用,也用于协助诊断胰岛素瘤。目前血浆胰岛素用放射免疫分析法测定,称为免疫反应性胰岛素(IRI),正常参考值为空腹 5～25 mU/L。C-肽作为评价胰岛 β细胞分泌胰岛素能力的指标比胰岛素更为可信,它不受外源胰岛素的影响,正常人基础血浆 C-肽水平为 400 Pmol/L。周围血 C-肽/胰岛素比例＞5。胰岛 β细胞分泌胰岛素功能受许多因素所刺激,如葡萄糖、氨基酸(亮氨酸、精氨酸)、激素(胰升糖素、生长激素)、药物(磺脲类、α 受体阻滞剂、α 受体激动剂)等,其中以葡萄糖最为重要。正常人口服葡萄糖(或标准馒头餐)后,血浆胰岛素水平在 30～60 分钟上升至高峰,可为基础值的5～10 倍,3～4 小时恢复到基础水平。C-肽水平则升高 5～6 倍。血浆胰岛素和 C-肽水平测定有助于了解 β细胞功能(包括储备功能)和指导治疗,但不作为诊断糖尿病的依据。

**(三)诊断过程中应注意的问题**

糖尿病是以糖代谢紊乱为主要表现的代谢综合征,其病因及发病机制非常复杂,发病后涉及多个脏器的合并症,所以其诊断必须统一、规范,内容项目要齐全,应包含病因诊断、功能诊断、并发症及并发症诊断。首先,要根据诊断标准确定是糖尿病还是 IGT,如果确定糖尿病还应该注意区分糖尿病的类型。其次,要明确有无急、慢性并发症,如果有慢性并发症应该注意分期。最后还应注意是否同时存在合并症,如合并妊娠、Graves 病、肝脏疾病、肾脏疾病等,了解这些情况有助于在治疗过程中采取正确的治疗方案及正确的估计预后。另外,因为糖尿病是一种高遗传性疾病,还应该注意,一定不要忘记询问患者的家族史。体检时注意患者的营养状态、是否肥胖、甲状腺情况等,对已经确诊糖尿病者还应注意进行视网膜、肾脏及周围神经的检查,确定是否存在并发症。

**(四)诊断与鉴别诊断**

1.糖尿病诊断标准

依据静脉血浆葡萄糖而不是毛细血管血糖测定结果诊断糖尿病。若无特殊提示,本节所提到的血糖均为静脉血浆葡萄糖值。糖代谢状态分类标准和糖尿病诊断标准见表 7-2、表 7-3。

表 7-2　糖代谢状态分类(世界卫生组织 1999 年)

| 糖代谢状态 | 静脉血浆葡萄糖(mmol/L) | |
|---|---|---|
| | 空腹血糖 | 糖负荷后 2 小时血糖 |
| 正常血糖 | <6.1 | <7.8 |
| 空腹血糖受损 | ≥6.1,<7.0 | <7.8 |
| 糖耐量减低 | <7.2 | ≥7.8,<11.1 |
| 糖尿病 | ≥7.0 | ≥11.1 |

注:空腹血糖受损和糖耐量减低统称为糖调节受损,也称糖尿病前期;空腹血糖正常参考范围下限通常为 3.9 mmol/L。

表 7-3　糖尿病的诊断标准

| 诊断标准 | 静脉血浆葡萄糖或 HbA1c 水平 |
|---|---|
| 典型糖尿病症状 | |
| 加上随机血糖 | ≥11.1 mmol/L |
| 或加上空腹血糖 | ≥7 mmol/L |
| 或加上 OGTT 2 小时血糖 | ≥11.1 mmol/L |
| 或加上 HbA1c | ≥65% |
| 无糖尿病典型症状者,需改日复查确认 | |

注:OGTT 为口服葡萄糖耐量试验;HbA1c 为糖化血红蛋白。典型糖尿病症状包括烦渴多饮、多尿、多食、不明原因体重下降;随机血糖指不考虑上次用餐时间,一天中任意时间的血糖,不能用来诊断空腹血糖受损或糖耐量减低;空腹状态指至少 8 小时没有进食热量。

　　2011 年世界卫生组织(WHO)建议在条件具备的国家和地区采用 HbA1c 诊断糖尿病,诊断切点为 HbA1c≥6.5%。我国从 2010 年开始进行"中国 HbA1c 教育计划",随后国家食品药品监督管理总局发布了 HbA1c 分析仪的行业标准,国家卫生健康委员会临床检验中心发布了《糖化血红蛋白实验室检测指南》,并实行了国家临床检验中心组织的室间质量评价计划,我国的 HbA1c 检测标准化程度逐步提高。国内一些横断面研究结果显示,在中国成人中 HbA1c 诊断糖尿病的最佳切点为 6.2%~6.5%。为了与 WHO 诊断标准接轨,推荐在采用标准化检测方法且有严格质量控制(美国国家糖化血红蛋白标准化计划、中国糖化血红蛋白一致性研究计划)的医疗机构,可以将 HbA1c≥6.5% 作为糖尿病的补充诊断标准。但是,在以下情况下只能根据静脉血浆葡萄糖水平诊断糖尿病:镰状细胞病、妊娠(中、晚期)、葡萄糖-6-磷酸脱氢酶缺乏症、艾滋病、血液透析、近期失血或输血、促红细胞生成素治疗等。此外,不推荐采用 HbA1c 筛查囊性纤维化相关糖尿病。

空腹血浆葡萄糖、75 g 口服葡萄糖耐量试验（OGTT）后的 2 小时血浆葡萄糖值或 HbA1c 可单独用于流行病学调查或人群筛查。如 OGTT 的目的仅在于明确糖代谢状态时，仅需检测空腹和糖负荷后 2 小时血糖。我国的流行病学资料显示，仅查空腹血糖，糖尿病的漏诊率较高，理想的调查是同时检测空腹血糖、OGTT 后的 2 小时血糖及 HbA1c。OGTT 其他时间点血糖不作为诊断标准。建议血糖水平已达到糖调节受损的人群，应行 OGTT，以提高糖尿病的诊断率。

急性感染、创伤或其他应激情况下可出现暂时性血糖升高，不能以此时的血糖值诊断糖尿病，须在应激消除后复查，再确定糖代谢状态。在上述情况下检测 HbA1c 有助于鉴别应激性高血糖和糖尿病。

### 2.1 型糖尿病与 2 型糖尿病的鉴别

见表 7-4。

表 7-4　1 型糖尿病与 2 型糖尿病的鉴别

| 鉴别要点 | 1 型糖尿病 | 2 型糖尿病 |
|---|---|---|
| 发病年龄 | 各年龄均见 | 10 岁以上多见 |
| 季节 | 秋冬多见 | 无关 |
| 发病 | 急骤 | 缓慢 |
| 家族遗传 | 明显 | 明显 |
| 肥胖 | 少见 | 多见 |
| 酮症酸中毒 | 多见 | 少见 |
| 胰岛炎 | 有 | 无 |
| 胰岛 β 细胞 | 减少 | 不一定 |
| 血胰岛素 | 明显减少 | 稍减少、正常或增多 |
| 空腹血 C-肽 | $<1\ \mu g/L$ | $>1\ \mu g/L$ |
| 血胰岛细胞抗体 | + | — |
| 胰岛素 | 依赖 | 暂时性 |
| 口服降糖药 | 无效 | 有效 |

### 3.糖尿病的鉴别诊断

（1）其他原因所致的血糖、尿糖改变：急性生理性应激和病理性应激时，由于应激激素如肾上腺素、促肾上腺皮质激素、肾上腺皮质激素和生长激素分泌增加，可使糖耐量减低，出现一过性血糖升高，尿糖阳性，应激过后可恢复正常。

（2）其他糖尿和假性糖尿：进食过量半乳糖、果糖、乳糖，可出现相应的糖尿，肝功能不全时果糖和半乳糖利用障碍，也可出现果糖尿或半乳糖尿，但葡萄糖氧化酶试剂特异性较高,可加以区别。大量维生素 C、水杨酸盐、青霉素、丙磺舒也可引起班氏试剂法的假阳性反应。

(3)药物对糖耐量的影响:噻嗪类利尿药、呋塞米、糖皮质激素、口服避孕药、水杨酸钠、普萘洛尔、三环类抗抑郁药等可抑制胰岛素释放或拮抗胰岛素的作用,引起糖耐量减低,血糖升高,尿糖阳性。另外,降脂药物、乳化脂肪溶液、大量咖啡等也可以引起糖耐量异常。

(4)继发性糖尿病:肢端肥大症(或巨人症)、库欣综合征、嗜铬细胞瘤可分别因生长激素、皮质醇、儿茶酚胺分泌过多、拮抗胰岛素而引起继发性糖尿病或糖耐量减低。此外,长期服用大量糖皮质激素可引起类固醇糖尿病。

(5)胰源性糖尿病:胰腺全切除术后、慢性乙醇中毒或胰腺炎等引起的胰腺疾病可伴有糖尿病,临床表现和实验室检查类似 1 型糖尿病,但血中胰高糖素和胰岛素均明显降低,在使用胰岛素或其他口服降糖药物时,由于拮抗胰岛素的胰高糖素也同时缺乏,极易发生低血糖,但不易发生严重的酮症酸中毒。无急性并发症时,患者多有慢性腹泻和营养不良。

**三、糖尿病的分型**

采用 WHO(1999 年)的糖尿病病因学分型体系,根据病因学证据将糖尿病分为 4 种类型,即 1 型糖尿病、2 型糖尿病、特殊类型糖尿病和妊娠期糖尿病。1 型糖尿病包括免疫介导型和特发性 1 型糖尿病。特殊类型糖尿病包括如下几类。

**(一)胰岛 β 细胞功能单基因缺陷**

葡萄糖激酶(GCK)基因突变[青少年的成人起病型糖尿病(MODY)2];肝细胞核因子-1α(HNF-1α)基因突变(MODY3);肝细胞核因子-4α(HNF-4α)基因突变(MODY1);肝细胞核因子-1β(HNF-1β)基因突变(MODY5);线粒体 DNA 3243 突变[母系遗传的糖尿病和耳聋(MIDD)];钾离子通道 *KCNJ*11 基因突变[永久性新生儿糖尿病(PNDM)];钾离子通道 *KCNJ*11 基因突变[发育迟缓癫痫和新生儿糖尿病(DEND)];染色体 6q24 印迹异常[暂时性新生儿糖尿病(TNDM)];ATP 结合盒亚家族成员 8(ABCC8)基因突变(MODY12);胰岛素(INS)基因突变(PNDM);*WFS*1 基因突变(Wolfram 综合征);*FOXP*3 基因突变(IPEX 综合征);*EIF*2*AK*3 基因突变(Wolcott-Rallison 综合征)。

**(二)胰岛素作用单基因缺陷**

胰岛素受体基因突变（A 型胰岛素抵抗、矮妖精貌综合征、Rabson-

Mendenhall 综合征）；*PPARG* 基因突变或 *LMNA* 基因突变（家族性部分脂肪营养不良）；*AGPAT* 2 基因突变或 *BSCL* 2 基因突变（先天性全身脂肪营养不良）。

### （三）胰源性糖尿病

纤维钙化性胰腺病、胰腺炎、创伤/胰腺切除术、胰腺肿瘤、囊性纤维化、血色病等。

### （四）内分泌疾病

库欣综合征、肢端肥大症、嗜铬细胞瘤、胰高糖素瘤、甲状腺功能亢进症、生长抑素瘤、原发性醛固酮增多症等。

### （五）药物或化学品所致糖尿病

糖皮质激素、某些抗肿瘤药、免疫检查点抑制剂、α-干扰素等。

### （六）感染

先天性风疹、巨细胞病毒、腺病毒、流行性腮腺炎病毒等。

### （七）不常见的免疫介导性糖尿病

僵人综合征、胰岛素自身免疫综合征、胰岛素受体抗体等。

### （八）其他与糖尿病相关的遗传综合征

Down 综合征、Friedreich 共济失调、Huntington 舞蹈病、Klinefelter 综合征、Laurence-Moon-Beidel 综合征、强直性肌营养不良、卟啉病、Prader-Willi 综合征、Turner 综合征等。

1 型糖尿病、2 型糖尿病和妊娠期糖尿病是临床常见类型。1 型糖尿病病因和发病机制尚未完全明了，其显著的病理学和病理生理学特征是胰岛 β 细胞数量显著减少乃至消失所导致的胰岛素分泌显著下降或缺失。2 型糖尿病的病因和发病机制目前亦不明确，其显著的病理生理学特征为胰岛素调控葡萄糖代谢能力的下降（胰岛素抵抗）伴胰岛 β 细胞功能缺陷所导致的胰岛素分泌减少（相对减少）。特殊类型糖尿病是病因学相对明确的糖尿病。随着对糖尿病发病机制研究的深入，特殊类型糖尿病的种类会逐渐增加。

### 四、各种类型糖尿病的特点

#### （一）1 型糖尿病和 2 型糖尿病的主要特点

不能仅依据血糖水平进行糖尿病的分型，即使是被视为 1 型糖尿病典型特征的糖尿病酮症酸中毒在 2 型糖尿病中也会出现。在糖尿病患病初期进行分型有时很困难。如果一时不能确定分型,可先做一个临时性分型,用于指导治疗。然后依据患者对治疗的初始反应以及追踪观察其临床表现再重新评估、分型。目前诊断 1 型糖尿病主要根据患者的临床特征。1 型糖尿病具有以下特点:年龄通常<30 岁;"三多一少"症状明显;常以酮症或酮症酸中毒起病;非肥胖体型;空腹或餐后的血清 C 肽浓度明显降低;出现胰岛自身免疫标记物,如谷氨酸脱羧酶抗体(GADA)、胰岛细胞抗体(ICA)、胰岛细胞抗原 2 抗体(IA-2A)、锌转运体 8 抗体(ZnT8A)等。暴发性 1 型糖尿病是急性起病的 1 型糖尿病,东亚人多见,主要临床特征包括起病急、高血糖症状出现时间非常短(通常不到 1 周)、诊断时几乎没有 C-肽分泌、诊断时存在酮症酸中毒、大多数胰岛相关自身抗体阴性、血清胰酶水平升高、疾病发作前有流感样症状和胃肠道症状。

在 1 型糖尿病中,有一种缓慢进展的亚型,即成人隐匿性自身免疫性糖尿病(LADA),在病程早期与 2 型糖尿病的临床表现类似,需要依靠 GADA 等胰岛自身抗体的检测或随访才能明确诊断。

**(二)胰岛 β 细胞功能遗传性缺陷所致特殊类型糖尿病**

(1)线粒体 DNA 突变糖尿病:线粒体基因突变糖尿病是最为多见的单基因突变糖尿病,占中国成人糖尿病的 0.6%。绝大多数线粒体基因突变糖尿病是由线粒体亮氨酸转运 $RNA$ 基因[$tRNALeu(UUR)$]3243 位的 A→G(A3243G)突变所致。常见的临床表现为母系遗传、糖尿病和耳聋。对具有下列一种尤其是多种情况者应疑及线粒体基因突变糖尿病:①在家系内糖尿病的传递符合母系遗传。②起病早伴病程中胰岛 β 细胞分泌功能明显进行性减退或伴体质指数低且胰岛自身抗体检测阴性的糖尿病患者。③伴神经性耳聋的糖尿病患者。④伴中枢神经系统表现、骨骼肌表现、心肌病、视网膜色素变性、眼外肌麻痹或乳酸性酸中毒的糖尿病患者或家族中有上述表现者。对疑似本症者首先应进行 tRNALeu(UUR)A3243G 突变检测。

(2)MODY:MODY 是一种以常染色体显性遗传方式在家系内传递的早发但临床表现类似 2 型糖尿病的疾病。MODY 是临床诊断。目前通用的MODY 诊断标准有以下 3 点:①家系内至少 3 代直系亲属均有糖尿病患者,且其传递符合常染色体显性遗传规律。②家系内至少有 1 个糖尿病患者的诊断年龄在25 岁或以前。③糖尿病确诊后至少在 2 年内不需使用胰岛素控制血糖。目前国际上已发现了 14 种 MODY 类型,中国人常见的 MODY 类型及临床特征见表 7-5。

表 7-5 中国人常见的 MODY 类型及临床特征

| MODY 分型 | 蛋白质（基因） | 临床特征 |
| --- | --- | --- |
| 1 | 肝细胞核因子-4α(HNF4A) | 青春期或成年早期进行性胰岛素分泌受损；高出生体重及新生儿暂时性低血糖；对磺脲类药物敏感 |
| 2 | 葡萄糖激酶(GCK) | 病情稳定，非进行性空腹血糖升高；通常无须药物治疗；微血管并发症罕见；OGTT 2 小时血糖较空腹血糖轻度升高(＜3 mmol/L) |
| 3 | 肝细胞核因子-1α(HNF1A) | 青春期或成年早期进行性胰岛素分泌受损；肾糖阈下降；OGTT 2 小时血糖较空腹血糖显著升高（＞5 mmol/L）；对磺脲类药物敏感 |
| 5 | 肝细胞核因子-1β(HNF1B) | 血糖升高伴肾发育性疾病(肾囊肿)；泌尿生殖道畸形；胰腺萎缩；高尿酸血症；痛风 |
| 10 | 胰岛素(INS) | 胰岛素分泌缺陷，通常需要胰岛素治疗 |
| 13 | 钾离子通道 Kir6.2(KCNJ11) | 胰岛素分泌缺陷，对磺脲类药物敏感 |

注：MODY 为青少年的成人起病型糖尿病；OGTT 为口服葡萄糖耐量试验。

### （三）妊娠期糖尿病

妊娠期糖尿病是指妊娠期间发生的糖代谢异常，但血糖未达到显性糖尿病的水平，占妊娠期高血糖的 83.6％。诊断标准为：孕期任何时间行 75 g 口服葡萄糖耐量试验（OGTT），5.1 mmol/L≤空腹血糖＜7.0 mmol/L，OGTT 1 小时血糖≥10.0 mmol/L，8.5 mmol/L≤OGTT 2 小时血糖＜11.1 mmol/L，任 1 个点血糖达到上述标准即诊断妊娠期糖尿病。由于空腹血糖随孕期进展逐渐下降，孕早期单纯空腹血糖＞5.1 mmol/L 不能诊断妊娠期糖尿病，需要随访。

## 五、2 型糖尿病综合控制目标和高血糖的治疗路径

### （一）2 型糖尿病的综合控制目标

2 型糖尿病患者常合并代谢综合征的一个或多个组分，如高血压、血脂异常、肥胖等，使 2 型糖尿病并发症的发生风险、进展速度及危害显著增加。因此，科学、合理的 2 型糖尿病治疗策略应该是综合性的，包括血糖、血压、血脂和体重的控制（表 7-6），并在有适应证时给予抗血小板治疗。血糖、血压、血脂和体重的控制应以改善生活方式为基础，并根据患者的具体情况给予合理的药物治疗。

表 7-6　中国 2 型糖尿病的综合控制目标

| 测量指标 | 目标值 |
| --- | --- |
| 毛细血管血糖（mmol/L） | |
| 空腹 | 4.4～7.0 |
| 非空腹 | ＜10.0 |
| HbA1c（%） | ＜7.0 |
| 血压（mmHg） | ＜130/80 |
| 总胆固醇（mmol/L） | ＜4.5 |
| 高密度脂蛋白胆固醇（mmol/L） | |
| 男性 | ＞1.0 |
| 女性 | ＞1.3 |
| 甘油三酯（mmol/L） | ＜1.7 |
| 低密度脂蛋白胆固醇（mmol/L） | |
| 未合并动脉粥样硬化性心血管疾病 | ＜2.6 |
| 合并动脉粥样硬化性心血管疾病 | ＜1.8 |
| 体质指数（kg/m²） | ＜24.0 |

注：1 mmHg＝0.133 kPa。

　　血糖的控制在糖尿病代谢管理中具有重要的意义。HbA1c 是反映血糖控制状况的最主要指标（表 7-7）。制订 HbA1c 控制目标应兼顾大血管、微血管获益与发生不良反应（低血糖、体重增加等）风险之间的平衡。HbA1c 水平的降低与糖尿病患者微血管并发症的减少密切相关，HbA1c 从 10% 降至 9% 对降低并发症发生风险的影响要大于其从 7% 降至 6%（图 7-2）。英国前瞻性糖尿病研究（UKPDS）研究结果显示，HbA1c 每下降 1% 可使所有糖尿病相关终点风险和糖尿病相关死亡风险降低 21%（$P<0.01$），心肌梗死风险降低 14%（$P<0.01$），微血管并发症风险降低 37%（$P<0.01$）。UKPDS 后续随访研究结果显示，强化降糖组在强化降糖治疗结束后 10 年其心肌梗死风险仍较常规治疗组降低 15%（$P=0.01$），全因死亡风险降低 13%（$P=0.007$），表明早期良好的血糖控制可带来远期获益。推荐大多数非妊娠成年 2 型糖尿病患者 HbA1c 的控制目标为＜7%。

表 7-7　HbA1c 与血糖关系对照

| HbA1c(%) | 平均血浆葡萄糖水平 | |
| --- | --- | --- |
| | mmol/L | mmol/L |
| 6 | 7.0 | 126 |
| 7 | 8.6 | 154 |
| 8 | 10.2 | 183 |
| 9 | 11.8 | 212 |
| 10 | 13.4 | 240 |
| 11 | 14.9 | 269 |
| 12 | 16.5 | 298 |

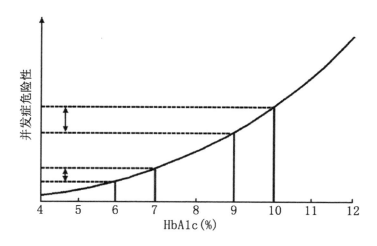

图 7-2　HbA1c 与糖尿病患者微血管并发症危险性的关系曲线

　　HbA1c 控制目标应遵循个体化原则,即根据患者的年龄、病程、健康状况、药物不良反应风险等因素实施分层管理,并对血糖控制的风险/获益比、成本/效益比等方面进行科学评估,以期达到最合理的平衡。年龄较轻、病程较短、预期寿命较长、无并发症、未合并心血管疾病的 2 型糖尿病患者在无低血糖或其他不良反应的情况下可采取更严格的 HbA1c 控制目标(如＜6.5％,甚至尽量接近正常)。年龄较大、病程较长、有严重低血糖史、预期寿命较短、有显著的微血管或大血管合并症或其他严重合并症的患者可采取相对宽松的 HbA1c 目标(图 7-3)。经单纯生活方式干预或使用不增加低血糖风险的降糖药物治疗后达到 HbA1c≤6.5％且未出现药物不良反应的非老年患者无须减弱降糖治疗强度。随着病程进展,患者可能会出现各种慢性并发症,预期寿命降低,血糖更难以控制,治疗的风险和负担也会增加。因此,应随患者的病程进展和病情变化情况及时调整 HbA1c 目标,以维持风险与获益的平衡。

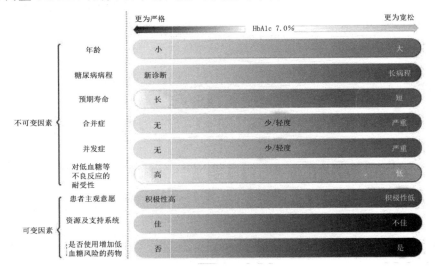

图 7-3　成人 2 型糖尿病患者个体化 HbA1c 控制目标设定的主要影响因素

HbA1c 虽然是反映血糖控制状况的"金标准",但也存在不足,如不能反映即刻血糖水平,也不能反映血糖的波动情况。自我血糖监测(SMBG)和持续葡萄糖监测(CGM)可以很好地弥补 HbA1c 的上述不足。推荐一般成人 2 型糖尿病患者 SMBG 的空腹血糖控制目标为 4.4～7.0 mmol/L,非空腹血糖目标为<10.0 mmol/L。空腹血糖和非空腹血糖目标也应个体化,老年患者、低血糖高风险患者、预期寿命较短、有严重并发症或合并症的患者可适当放宽。CGM可提供丰富的血糖信息,据此可计算出葡萄糖目标范围时间(TIR)、葡萄糖高于目标范围时间(TAR)、葡萄糖低于目标范围时间(TBR)及很多反映血糖波动的参数,对优化血糖管理具有重要意义。

血压、血脂和体重管理亦应遵循个体化原则,即根据患者的年龄、病程、预期寿命、并发症或合并症严重程度等进行综合考虑。HbA1c 未能达标不应视为治疗失败,控制指标的任何改善对患者都可能有益。

### (二)2 型糖尿病高血糖控制的策略和治疗路径

控制高血糖的策略是综合性的,包括生活方式管理、血糖监测、糖尿病教育和应用降糖药物等措施。医学营养治疗和运动治疗是生活方式管理的核心,是控制高血糖的基础治疗措施,应贯穿于糖尿病管理的始终。二甲双胍是目前最常用的降糖药,具有良好的降糖作用、多种降糖作用之外的潜在益处、优越的费效比、良好的药物可及性、临床用药经验丰富等优点,且不增加低血糖风险。虽然二甲双胍缺乏安慰剂对照的心血管结局试验(CVOT),但许多研究结果显示二甲双胍具有心血管获益,而且目前已发表的显示钠-葡萄糖共转运蛋白2抑制剂(SGLT2i)和胰高糖素样肽-1受体激动剂(GLP-1RA)具有心血管和肾脏获益的CVOT研究都是在二甲双胍作为背景治疗的基础上取得的。因此,推荐生活方式管理和二甲双胍作为2型糖尿病患者高血糖的一线治疗。若无禁忌证,二甲双胍应一直保留在糖尿病的治疗方案中。有二甲双胍禁忌证或不耐受二甲双胍的患者可根据情况选择胰岛素促泌剂、α-糖苷酶抑制剂、噻唑烷二酮类(TZD)、二肽基肽酶Ⅳ抑制剂(DPP-4i)、SGLT2i或GLP-1RA。

2型糖尿病是一种进展性疾病,随着病程的进展,血糖有逐渐升高的趋势,控制高血糖的治疗强度也应随之加强。如单独使用二甲双胍治疗而血糖未达标,则应进行二联治疗。二联治疗的药物可根据患者病情特点选择。如果患者低血糖风险较高或发生低血糖的危害大(如独居老人、驾驶者等)则尽量选择不增加低血糖风险的药物,如α-糖苷酶抑制剂、TZD、DPP-4i、SGLT2i或GLP-1RA。如患者需要降低体重则选择有体重降低作用的药物,如SGLT2i或GLP-1RA。如患者HbA1c距离目标值较大则选择降糖作用较强的药物,如胰岛素促泌剂或胰岛素。部分患者在诊断时HbA1c较高,可起始二联治疗。在新诊断2型糖尿病患者中进行的维格列汀联合二甲双胍用于2型糖尿病早期治疗的有效性(VERIFY)研究结果显示,DPP-4i与二甲双胍的早期联合治疗相比二甲双胍单药起始的阶梯治疗,血糖控制更持久,并显著降低了治疗失败的风险,提示早期联合治疗的优势。

二联治疗3个月不达标的患者,应启动三联治疗,即在二联治疗的基础上加用一种不同机制的降糖药物。如三联治疗血糖仍不达标,则应将治疗方案调整为多次胰岛素治疗(基础胰岛素加餐时胰岛素或每日多次预混胰岛素)。采用多次胰岛素治疗时应停用胰岛素促分泌剂。一些患者在单药或二联治疗时甚至在诊断时即存在显著的高血糖症状乃至酮症,可直接给予短期强化胰岛素治疗,包括基础胰岛素加餐时胰岛素、每日多次预混胰岛素或胰岛素泵治疗。

并发症和合并症是2型糖尿病患者选择降糖药的重要依据。基于GLP-1RA和SGLT2i的CVOT研究证据,推荐合并动脉粥样硬化性心血管疾病(ASCVD)或心血管风险高危的2型糖尿病患者,不论其HbA1c是否达标,只要没有禁忌证都应在二甲双胍的基础上加用具有ASCVD获益证据的GLP-1RA或

SGLT2i。合并慢性肾脏病(CKD)或心力衰竭的 2 型糖尿病患者,不论其 HbA1c 是否达标,只要没有禁忌证都应在二甲双胍的基础上加用 SGLT2i。合并 CKD 的 2 型糖尿病患者,如不能使用 SGLT2i,可考虑选用 GLP-1RA。如果患者在联合 GLP-1RA 或 SGLT2i 治疗后 3 个月仍然不能达标,可启动包括胰岛素在内的三联治疗。合并 CKD 的糖尿病患者易出现低血糖,合并 ASCVD 或心力衰竭的患者低血糖危害性大,应加强血糖监测。如有低血糖,应立即处理。

HbA1c 联合 SMBG 和 CGM 是优化血糖管理的基础。如果 HbA1c 已达标,但 SMBG 和 CGM 的结果显示有低血糖或血糖波动很大,亦需调整治疗方案。在调整降糖治疗方案时应加强 SMBG、CGM 及低血糖知识的宣教,尤其是低血糖风险大及低血糖危害大的患者。

## 六、2 型糖尿病的医学营养治疗

糖尿病医学营养治疗是临床条件下对糖尿病或糖尿病前期患者的营养问题采取特殊干预措施,参与患者的全程管理,包括进行个体化营养评估、营养诊断、制订相应营养干预计划,并在一定时期内实施及监测。通过改变膳食模式与习惯、调整营养素结构、由专科营养(医)师给予个体化营养治疗,可以降低 2 型糖尿病患者的 HbA1c 0.3%～2.0%,并有助于维持理想体重及预防营养不良。近年的研究证实,对肥胖的 2 型糖尿病患者采用强化营养治疗可使部分患者的糖尿病得到缓解。营养治疗已经成为防治糖尿病及其并发症的重要手段。

### (一)医学营养治疗的目标

参考国内外卫生行业标准和指南的要求,确定营养治疗的目标如下。

(1)促进并维持健康饮食习惯,强调选择合适的食物,并改善整体健康。

(2)达到并维持合理体重,获得良好的血糖、血压、血脂的控制以及延缓糖尿病并发症的发生。

(3)提供营养均衡的膳食。为满足个人背景、文化等需求,可选择更多类型的营养丰富的食物,并能够进行行为改变。

### (二)膳食营养因素

1.能量

(1)糖尿病前期或糖尿病患者应当接受个体化能量平衡计划,目标是既要达到或维持理想体重,又要满足不同情况下营养需求。

(2)对于所有超重或肥胖的糖尿病患者,应调整生活方式,控制总能量摄入,至少减轻体重 5%。

（3）建议糖尿病患者能量摄入参考通用系数方法，按照 $105\sim126$ kJ（$25\sim30$ kcal）$\cdot$ kg$^{-1}$（标准体重）$\cdot$ d$^{-1}$ 计算能量摄入。再根据患者身高、体重、性别、年龄、活动量、应激状况等进行系数调整（表 7-8）。不推荐糖尿病患者长期接受极低能量（<800 kcal/d）的营养治疗。

表 7-8　不同身体活动水平的成人糖尿病患者每日能量供给量[kJ(kcal)/kg 标准体重]

| 身体活动水平 | 体重过低 | 正常体重 | 超重或肥胖 |
| --- | --- | --- | --- |
| 重（如搬运工） | $188\sim209(45\sim50)$ | 167(40) | 146(35) |
| 中（如电工安装） | 167(40) | $125\sim146(30\sim35)$ | 125(30) |
| 轻（如坐式工作） | 146(35) | $104\sim125(25\sim30)$ | $84\sim104(20\sim25)$ |
| 休息状态（如卧床） | $104\sim125(25\sim30)$ | $84\sim104(20\sim25)$ | $62\sim84(15\sim20)$ |

注：标准体重参考世界卫生组织（1999 年）计算方法：男性标准体重＝[身高(cm)－100]×0.9(kg)；女性标准体重＝[身高(cm)－100]×0.9(kg)－2.5(kg)；根据我国体质指数的评判标准，≤18.5 kg/m$^2$ 为体重过低，$18.6\sim23.9$ kg/m$^2$ 为正常体重，$24.0\sim27.9$ kg/m$^2$ 为超重，≥28.0 kg/m$^2$ 为肥胖。

**2.脂肪**

（1）不同类型的脂肪对血糖及心血管疾病的影响有较大差异，故难以精确推荐膳食中脂肪的供能。一般认为，膳食中脂肪提供的能量应占总能量的 20％～30％。如果是优质脂肪（如单不饱和脂肪酸和 n-3 多不饱和脂肪酸组成的脂肪），脂肪供能比可提高到 35％。

（2）应尽量限制饱和脂肪酸、反式脂肪酸的摄入量。单不饱和脂肪酸和 n-3 多不饱和脂肪酸（如鱼油、部分坚果及种子）有助于改善血糖和血脂，可适当增加。

（3）应控制膳食中胆固醇的过多摄入。

**3.碳水化合物**

（1）社区动脉粥样硬化危险（ARIC）研究结果显示，碳水化合物所提供的能量占总能量的 50％～55％时全因死亡风险最低。考虑到我国糖尿病患者的膳食习惯，建议大多数糖尿病患者膳食中碳水化合物所提供的能量占总能量的 50％～65％。餐后血糖控制不佳的糖尿病患者，可适当降低碳水化合物的供能比。不建议长期采用极低碳水化合物膳食。

（2）在控制碳水化合物总量的同时应选择低血糖生成指数碳水化合物，可适当增加非淀粉类蔬菜、水果、全谷类食物，减少精加工谷类的摄入。全谷类应占总谷类的一半以上。全谷类摄入与全因死亡、冠心病、2 型糖尿病及结直肠癌风险呈负相关。

（3）进餐应定时定量。注射胰岛素的患者应保持碳水化合物摄入量与胰岛素剂量和起效时间相匹配。

（4）增加膳食纤维的摄入量。成人每天膳食纤维摄入量应＞14 g/1 000 kcal。膳食纤维摄入量与全因死亡、冠心病、2 型糖尿病及结直肠癌风险呈负相关。

（5）严格控制蔗糖、果糖制品（如玉米糖浆）的摄入。

（6）喜好甜食的糖尿病患者可适当摄入糖醇和非营养性甜味剂。

4.蛋白质

（1）肾功能正常的糖尿病患者，推荐蛋白质的供能比为 15%～20%，并保证优质蛋白占总蛋白的一半以上。

（2）有显性蛋白尿或肾小球滤过率下降的糖尿病患者蛋白质摄入应控制在每日 0.8 g/kg 体重。

5.饮酒

（1）不推荐糖尿病患者饮酒。若饮酒应计算乙醇中所含的总能量。

（2）女性一天饮酒的乙醇量不超过 15 g,男性不超过 25 g（15 g 乙醇相当于350 mL 啤酒、150 mL 葡萄酒或 45 mL 蒸馏酒）。每周饮酒不超过 2 次。

（3）应警惕乙醇可能诱发的低血糖，尤其是服用磺脲类药物或注射胰岛素及胰岛素类似物的患者应避免空腹饮酒并严格监测血糖。

6.盐

（1）食盐摄入量限制在每天 5 g 以内,合并高血压的患者可进一步限制摄入量。

（2）同时应限制摄入含盐高的食物,如味精、酱油、盐浸等加工食品、调味酱等。

7.微量营养素

糖尿病患者容易缺乏 B 族维生素、维生素 C、维生素 D 以及铬、锌、硒、镁、铁、锰等多种微量营养素,可根据营养评估结果适量补充。长期服用二甲双胍者应防止维生素 $B_{12}$ 缺乏。无微量营养素缺乏的糖尿病患者,无须长期大量补充维生素、微量元素以及植物提取物等制剂,其长期安全性和改善临床结局的作用有待验证。

8.膳食模式

对糖尿病患者来说,并不推荐特定的膳食模式。地中海膳食、素食、低碳水化合物膳食、低脂肪低能量膳食均在短期有助于体重控制,但要求在专业人员的指导下完成,并结合患者的代谢目标和个人喜好（如风俗、文化、宗教、健康理念、经济状况等），同时监测血脂、肾功能以及内脏蛋白质的变化。

### （三）营养教育与管理

营养教育与管理有助于改善糖耐量，降低糖尿病前期发展为糖尿病的风险，并有助于减少糖尿病患者慢性并发症的发生。应对糖尿病患者制订营养教育与管理的个体化目标与计划，并与运动、戒烟一起作为糖尿病及其并发症防治的基础。

## 七、2 型糖尿病的运动治疗

运动锻炼在 2 型糖尿病患者的综合管理中占重要地位。规律运动可增加胰岛素敏感性、改善体成分及生活质量，有助于控制血糖、减少心血管危险因素而且对糖尿病高危人群一级预防效果显著。流行病学研究结果显示，规律运动 8 周以上可将 2 型糖尿病患者 HbA1c 降低 0.66%；坚持规律运动的糖尿病患者死亡风险显著降低。

2 型糖尿病患者运动时应遵循以下原则。

（1）运动治疗宜在相关专业人员指导下进行。运动前进行必要的健康评测和运动能力评估，有助于保证运动治疗的安全性和科学性。

（2）成年 2 型糖尿病患者每周至少 150 分钟（如每周运动 5 天、每次 30 分钟）中等强度（50%～70%最大心率，运动时有点费力，心跳和呼吸加快但不急促）的有氧运动。即使 1 次进行短时的体育运动（如 10 分钟），累计 30 min/d，也是有益的。

（3）中等强度的体育运动包括健步走、太极拳、骑车、乒乓球、羽毛球和高尔夫球等。较高强度的体育运动包括快节奏舞蹈、有氧健身操、游泳、骑车上坡、足球、篮球等。

（4）如无禁忌证，每周最好进行 2～3 次抗阻运动（两次锻炼间隔≥48 小时），锻炼肌肉力量和耐力。锻炼部位应包括上肢、下肢、躯干等主要肌肉群，训练强度宜中等。联合进行抗阻运动和有氧运动可获得更大程度的代谢改善。

（5）运动处方的制订需遵循个体化原则。运动项目要与患者的年龄、病情、喜好及身体承受能力相适应，并定期评估，适时调整运动计划。运动可穿戴设备的使用（如计步器），有助于提升运动依从性。运动前后要加强血糖监测，运动量大或激烈运动时应建议患者临时调整饮食及药物治疗方案，以免发生低血糖。运动中要注意及时补充水分。

（6）养成健康的生活习惯。培养活跃的生活方式，如增加日常身体活动、打破久坐行为、减少静坐时间,将有益的体育运动融入日常生活中。

(7)严重低血糖、糖尿病酮症酸中毒等急性代谢并发症、合并急性感染、增殖性视网膜病变、严重心脑血管疾病(不稳定性心绞痛、严重心律失常、一过性脑缺血发作)等情况下禁忌运动,病情控制稳定后方可逐步恢复运动。

(8)2型糖尿病患者只要感觉良好,一般不必因高血糖而推迟运动。如果在进行剧烈的体力活动时血糖 $>16.7$ mmol/L,则应谨慎,确保其补充充足的水分。

## 八、戒烟

### (一)吸烟的危害和戒烟的获益

吸烟有害健康。吸烟不仅是导致癌症、呼吸系统和心脑血管系统疾病的重要危险因素,也与糖尿病及其并发症的发生发展密切相关。在一项中国人群的大样本前瞻性研究中发现,城市中吸烟的男性糖尿病发病风险是不吸烟者的1.18倍,且开始吸烟的年龄越小,吸烟的量越大,糖尿病发病风险越高。一项纳入了6 000多例糖尿病患者的横断面研究显示,吸烟是 HbA1c 升高的独立危险因素,吸烟数量每增加20包/年,HbA1c 升高0.12%。此外,父母吸烟(被动吸烟)会增加儿童和青少年的肥胖和胰岛素抵抗风险。

吸烟还会增加糖尿病各种并发症的发生风险,尤其是大血管病变。一项纳入46个前瞻性研究的 Meta 分析显示,吸烟能使糖尿病患者全因死亡风险增加48%,冠心病的发病风险增加54%,脑卒中风险增加44%,心肌梗死风险增加52%。吸烟还可损伤肾小球的结构和功能,增加尿蛋白和糖尿病肾病的发生。

近年来,电子烟获得了公众的关注和欢迎,但电子烟可能引起肺损伤、血管内皮功能障碍及氧化应激等。

戒烟能显著降低心血管疾病发生率及全因死亡率。戒烟还能延缓糖尿病肾病的发展。戒烟能使高密度脂蛋白胆固醇水平升高而降低低密度脂蛋白胆固醇,从而有利于预防糖尿病并发症。

尽管有研究显示戒烟在短期内会导致2型糖尿病患者体重增加、血糖升高,但这一作用随着时间延长会逐渐减弱,在3～5年后基本消失,并不能掩盖戒烟对糖尿病患者的有益影响及长期获益。一项在中国男性2型糖尿病患者中的流行病学调查显示,随着吸烟量的增加,空腹血糖和 HbA1c 均呈上升趋势,而在戒烟者中,随着戒烟年限的增加,空腹血糖和 HbA1c 均逐渐下降,戒烟 $\geqslant 10$ 年可使空腹血糖和 HbA1c 水平分别降低0.44 mmol/L 和0.41%。

### （二）戒烟的措施及注意事项

糖尿病患者常存在易饥症状,戒烟后尼古丁的食欲抑制作用解除,进食增加,可引起体重增加。戒烟还会改变肠道菌群,亦可导致体重增加。然而,体重增加的不利影响并不能抵消戒烟的有利影响。因此,医师应鼓励患者戒烟,并注重戒烟期间的体重管理。戒烟措施包括行为干预和药物干预。

行为干预包括：①对糖尿病患者进行常规教育,告知患者吸烟的危害、对糖尿病的不利影响、戒烟的益处以及戒烟的措施等。②向患者开放戒烟的短期咨询和戒烟热线。③评估患者吸烟的状态及尼古丁依赖程度,从而制订相应的戒烟目标。④为患者提供心理和行为支持,包括争取其家人及朋友或病友的群体支持,为患者制订个体化饮食及运动治疗方案和戒烟计划,并定期进行随访。⑤对戒烟成功者,进行 6～12 个月的随访(如打电话等形式),有助于防止复吸。

药物干预可以使用尼古丁替代治疗、安非他酮、伐尼克兰等药物帮助患者戒烟,这些药物可以增加戒烟的成功率,可以在戒烟专家指导下使用。此外,这些药物干预可能会延迟戒烟后的体重增加。因此,戒烟者可以首先关注戒烟,然后再关注体重管理。此外,使用二甲双胍、钠-葡萄糖共转运蛋白 2 抑制剂(SGLT2i)、胰高糖素样肽-1 受体激动剂(GLP-1RA)等有助于减轻体重的降糖药物,在治疗糖尿病的同时有助于抑制戒烟后的体重增加。与最低限度的干预或常规护理相比,联合药物和行为干预可将戒烟成功率提高到 70%～100%。

## 九、高血糖的药物治疗

### （一）口服降糖药物

高血糖的药物治疗多基于纠正导致人类血糖升高的两个主要病理生理改变,即胰岛素抵抗和胰岛素分泌受损。根据作用效果的不同,口服降糖药可分为主要以促进胰岛素分泌为主要作用的药物和通过其他机制降低血糖的药物,前者主要包括磺脲类、格列奈类、二肽基肽酶Ⅳ抑制剂(DPP-4i),通过其他机制降低血糖的药物主要包括双胍类、噻唑烷二酮类(TZD)、α-糖苷酶抑制剂和钠-葡萄糖共转运蛋白 2 抑制剂(SGLT2i)。

糖尿病的医学营养治疗和运动治疗是控制 2 型糖尿病高血糖的基本措施。在饮食和运动不能使血糖控制达标时,应及时采用包括口服药治疗在内的药物治疗。2 型糖尿病是一种进展性疾病。在 2 型糖尿病的自然病程中,胰岛 β 细胞功能随着病程的延长而逐渐下降,胰岛素抵抗的程度变化不大。因此,随着 2 型糖尿病病程的进展,对外源性的血糖控制手段的依赖逐渐增大。临床上常需要口服降糖药物及口服药物和注射降糖药[胰岛素、胰高糖素样肽-1（GLP-1）受体激动剂（GLP-1RA）]间的联合治疗。

1.二甲双胍

目前临床上使用的双胍类药物主要是盐酸二甲双胍。双胍类药物的主要药理作用是通过减少肝脏葡萄糖的输出和改善外周胰岛素抵抗而降低血糖。许多国家和国际组织制订的糖尿病诊治指南中均推荐二甲双胍作为 2 型糖尿病患者控制高血糖的一线用药和药物联合中的基本用药。对临床试验的系统评价结果显示，二甲双胍的降糖疗效（去除安慰剂效应后）为糖化血红蛋白（HbA1c）下降 1.0%～1.5%，并可减轻体重。在我国 2 型糖尿病人群中开展的临床研究显示，二甲双胍的降糖疗效为 HbA1c 下降 0.7%～1.0%。在 500～2 000 mg/d 剂量范围之间，二甲双胍疗效呈现剂量依赖效应。一项在我国未治疗的 2 型糖尿病患者人群中开展的研究显示，二甲双胍缓释片与普通片的疗效和总体胃肠道不良事件发生率相似。在我国 2 型糖尿病患者中开展的临床研究显示，在低剂量二甲双胍治疗的基础上联合 DPP-4i 的疗效与将二甲双胍的剂量继续增加所获得的血糖改善程度和不良事件发生的比例相似。二甲双胍的疗效与体重无关。英国前瞻性糖尿病研究（UKPDS）结果证明，二甲双胍还可减少肥胖 2 型糖尿病患者的心血管事件和死亡风险。在我国伴冠心病的 2 型糖尿病患者中开展的针对二甲双胍与磺脲类药物对再发心血管事件影响的随机对照试验结果显示，二甲双胍的治疗与主要心血管事件的显著下降相关。单独使用二甲双胍不增加低血糖风险，但二甲双胍与胰岛素或胰岛素促泌剂联合使用时可增加发生低血糖的风险。二甲双胍的主要不良反应为胃肠道反应。从小剂量开始并逐渐加量是减少其不良反应的有效方法。在已经耐受低剂量二甲双胍的患者中继续增加二甲双胍的剂量不增加胃肠道不良反应。二甲双胍与乳酸性酸中毒发生风险间的关系尚不确定。双胍类药物禁用于肾功能不全[血肌酐水平男性＞132.6 $\mu$mol/L（1.5 mg/dL），女性＞123.8 $\mu$mol/L（1.4 mg/dL）或估算的肾小球滤过率（eGFR）＜45 ml · min$^{-1}$ · (1.73 m$^2$)$^{-1}$]、肝功能不全、严重感染、缺氧或接受大手术的患者。正在服用二甲双胍者，eGFR 为 45～59 ml · min$^{-1}$ · (1.73 m$^2$)$^{-1}$ 之间时不需停用，可以适当减量继续使用。造影检查如使用碘化对比剂时，应暂时停用二甲双胍，在检查完至少 48 小时且复查肾功能无恶化后可继续用药。长期服用二甲双胍可引起维生素 B$_{12}$ 水平下降。长期使用二甲双胍者可每年测定 1 次血清维生素 B$_{12}$ 水平，如缺乏应适当补充维生素 B$_{12}$。

### 2.磺脲类药物

磺脲类药物属于胰岛素促泌剂,主要药理作用是通过刺激胰岛 β 细胞分泌胰岛素,增加体内的胰岛素水平而降低血糖。磺脲类药物可使 HbA1c 降低1.0%～1.5%(去除安慰剂效应后)。前瞻性、随机分组的临床研究结果显示,磺脲类药物的使用与糖尿病微血管病变和大血管病变发生的风险下降相关。一项心血管结局试验(CVOT)显示,格列美脲组与利格列汀组的主要不良心血管事件发生风险差异无统计学意义,但格列美脲组低血糖发生率高于利格列汀组。目前在我国上市的磺脲类药物主要为格列本脲、格列美脲、格列齐特、格列吡嗪和格列喹酮。磺脲类药物如果使用不当可导致低血糖,特别是在老年患者和肝、肾功能不全者;磺脲类药物还可导致体重增加。有肾功能轻度不全的患者如使用磺脲类药物宜选择格列喹酮。

### 3.格列奈类药物

格列奈类药物为非磺脲类胰岛素促泌剂,我国上市的有瑞格列奈、那格列奈和米格列奈。此类药物主要通过刺激胰岛素的早时相分泌而降低餐后血糖,也有一定的降空腹血糖作用,可使 HbA1c 降低 0.5%～1.5%。此类药物需在餐前即刻服用,可单独使用或与其他降糖药联合应用(磺脲类除外)。在我国新诊断的 2 型糖尿病人群中,瑞格列奈与二甲双胍联合治疗较单用瑞格列奈可更显著地降低 HbA1c,但低血糖的风险显著增加。

格列奈类药物的常见不良反应是低血糖和体重增加,但低血糖的风险和程度较磺脲类药物轻。格列奈类药物可以在肾功能不全的患者中使用。

### 4.TZD

TZD 主要通过增加靶细胞对胰岛素作用的敏感性而降低血糖。目前在我国上市的 TZD 主要有罗格列酮和吡格列酮及其与二甲双胍的复方制剂。在我国 2 型糖尿病患者中开展的临床研究结果显示,TZD 可使 HbA1c 下降 0.7%～1.0%(去除安慰剂效应后)。卒中后胰岛素抵抗干预研究(IRIS)表明,在有胰岛素抵抗伴动脉粥样硬化性心血管疾病(ASCVD)的糖耐量减低(IGT)患者中,与安慰剂相比,吡格列酮能减少卒中和心肌梗死再发生的风险,同时降低新发糖尿病的风险。

TZD 单独使用时不增加低血糖风险,但与胰岛素或胰岛素促泌剂联合使用时可增加低血糖风险。体重增加和水肿是 TZD 的常见不良反应,这些不良反应在与胰岛素联合使用时表现更加明显。TZD 的使用与骨折和心力衰竭风险增加相关。有心力衰竭[纽约心脏学会(NYHA)心功能分级Ⅱ级以上]、活动性肝病或氨基转移酶升高超过正常上限 2.5 倍、严重骨质疏松和有骨折病史的患者应禁用本类药物。

5.α-糖苷酶抑制剂

α-糖苷酶抑制剂通过抑制碳水化合物在小肠上部的吸收而降低餐后血糖,适用于以碳水化合物为主要食物成分的餐后血糖升高的患者。推荐患者每日 2～3 次,餐前即刻吞服或与第一口食物一起嚼服。国内上市的 α-糖苷酶抑制剂有阿卡波糖、伏格列波糖和米格列醇。在包括中国人在内的 2 型糖尿病人群中开展的临床研究的系统评价结果显示,α-糖苷酶抑制剂可以使 HbA1c 降低0.50%,并能使体重下降。在中国 2 型糖尿病人群开展的临床研究结果显示,在初诊的糖尿病患者中每天服用 300 mg 阿卡波糖的降糖疗效与每天服用 1 500 mg 二甲双胍的疗效相当;在初诊的糖尿病患者中阿卡波糖的降糖疗效与 DPP-4i(维格列汀)相当;在二甲双胍治疗的基础上阿卡波糖的降糖疗效与 DPP-4i(沙格列汀)相当。

α-糖苷酶抑制剂可与双胍类、磺脲类、TZD 或胰岛素联合使用。在冠心病伴IGT 的人群中进行的研究显示,阿卡波糖不增加受试者主要复合心血管终点事件风险,但能减少 IGT 向糖尿病转变的风险。

α-糖苷酶抑制剂的常见不良反应为胃肠道反应(如腹胀、排气等)。从小剂量开始,逐渐加量是减少不良反应的有效方法。单独服用本类药物通常不会发生低血糖。用 α-糖苷酶抑制剂的患者如果出现低血糖,治疗时需使用葡萄糖或蜂蜜,而食用蔗糖或淀粉类食物纠正低血糖的效果差。

6.DPP-4i

DPP-4i 通过抑制二肽基肽酶 Ⅳ (DPP-4)而减少 GLP-1 在体内的失活,使内源性 GLP-1 水平升高。GLP-1 以葡萄糖浓度依赖的方式增加胰岛素分泌,抑制胰高糖素分泌。目前在国内上市的 DPP-4i 为西格列汀、沙格列汀、维格列汀、利格列汀和阿格列汀。在我国 2 型糖尿病患者中的临床研究结果显示,DPP-4i 的降糖疗效(去除安慰剂效应后)为降低 HbA1c 0.4%～0.9%,其降糖效果与基线HbA1c 有关,即基线 HbA1c 水平越高,降低血糖和 HbA1c 的绝对幅度越大。多项荟萃分析显示,在不同的治疗方案或不同的人群中,去除安慰剂效应后 5 种 DPP-4i降低血糖的疗效相似。单独使用 DPP-4i 不增加发生低血糖的风险。DPP-4i 对体重的作用为中性。在二甲双胍单药治疗(二甲双胍剂量≥1 500 mg/d)不达标的2 型糖尿病患者联合沙格列汀与联合格列美脲相比,两组 HbA1c 降幅和达标率(HbA1c＜7%)均无差异,但联合沙格列汀组"安全达标"率(HbA1c＜7%、未发生低血糖且体重增加＜3%)高于联合格列美脲组(分别为 43.3% 和 31.3%,

$P=0.019$ ),尤其在基线 HbA1c<8%、病程<5 年或基线 BMI≥25 kg/m² 的患者差异更明显。在心血管安全性方面,沙格列汀、阿格列汀、西格列汀、利格列汀的 CVOT 研究结果均显示,不增加 2 型糖尿病患者 3P 或 4P 主要心血管不良事件(MACE)风险及死亡风险。沙格列汀在糖尿病患者中的心血管结局评价研究(SAVOR)观察到,在具有心血管疾病高风险的 2 型糖尿病患者中,沙格列汀治疗与因心力衰竭而住院的风险增加相关,但其中国亚组人群数据未观察到心力衰竭住院风险升高。利格列汀心血管安全性和肾脏微血管结局研究(CAR-MELINA)显示,利格列汀不增加肾脏复合结局(肾性死亡、进展为终末期肾病或持续 eGFR 下降≥40%)的风险。在有肾功能不全的患者中使用西格列汀、沙格列汀、阿格列汀和维格列汀时,应注意按照药物说明书来减少药物剂量。在有肝、肾功能不全的患者中使用利格列汀不需要调整剂量。

7.SGLT2i

SGLT2i 是一类近年受到高度重视的新型口服降糖药物,可抑制肾脏对葡萄糖的重吸收,降低肾糖阈,从而促进尿糖的排出。目前在我国上市的 SGLT2i 有达格列净、恩格列净、卡格列净和艾托格列净。

SGLT2i 单药治疗能降低 HbA1c 0.5%～1.2%,在二甲双胍基础上联合治疗可降低 HbA1c 0.4%～0.8%。SGLT2i 还有一定的减轻体重和降压作用。SGLT2i 可使体重下降 0.6～3.0 kg。SGLT2i 可单用或联合其他降糖药物治疗成人 2 型糖尿病,目前在 1 型糖尿病患者、青少年及儿童中无适应证。SGLT2i 单药治疗不增加低血糖风险,但与胰岛素或胰岛素促泌剂联用时则增加低血糖风险。因此,SGLT2i 与胰岛素或胰岛素促泌剂联用时应下调胰岛素或胰岛素促泌剂的剂量。SGLT2i 在轻、中度肝功能受损(Child-Pugh A、B 级)患者中使用无须调整剂量,在重度肝功能受损(Child-Phgh C 级)患者中不推荐使用。SGLT2i 不用于 eGFR<30 ml・min⁻¹・(1.73 m²)⁻¹ 的患者。

SGLT2i 的常见不良反应为泌尿系统和生殖系统感染及与血容量不足相关的不良反应,罕见不良反应包括糖尿病酮症酸中毒(DKA)。DKA 可发生在血糖轻度升高或正常时,多存在 DKA 诱发因素或属于 DKA 高危人群。如怀疑DKA,应停止使用 SGLT2i,并对患者进行评估,立即进行治疗。此外,用药过程中还应警惕急性肾损伤。

SGLT2i 在一系列大型心血管结局及肾脏结局的研究中显示了心血管及肾脏获益,包括恩格列净心血管结局研究(EMPA-REG OUTCOME)、卡格列净心血管评估研究(CANVAS)、达格列净对心血管事件的影响(DECLARE-TIMI 58)、评估艾托格列净有效性和安全性心血管结局(VERTISCV)试验、达格列净和心力衰竭不良结局预防(DAPA-HF)研究、卡格列净和糖尿病合并肾病患者肾脏终点的临床评估研究(CRENDENCE)。

### (二)胰岛素

1.概述

胰岛素治疗是控制高血糖的重要手段。1型糖尿病患者需依赖胰岛素维持生命,也必须使用胰岛素控制高血糖,并降低糖尿病并发症的发生风险。2型糖尿病虽不需要胰岛素来维持生命,但当口服降糖药效果不佳或存在口服药使用禁忌时,仍需使用胰岛素,以控制高血糖,并减少糖尿病并发症的发生风险。在某些时候,尤其是病程较长时,胰岛素治疗可能是最主要的甚至是必需的控制血糖措施。

医务人员和患者必须认识到,与口服药相比,胰岛素治疗涉及更多环节,如药物选择、治疗方案、注射装置、注射技术、自我血糖监测(SMBG)、持续葡萄糖监测(CGM)、根据血糖监测结果所采取的行动等。与口服药治疗相比,胰岛素治疗需要医务人员与患者间更多的合作,并且需要患者本人及其照顾者掌握更多的自我管理技能。开始胰岛素治疗后,患者应坚持饮食控制和运动,并鼓励和指导患者进行 SMBG,并掌握根据血糖监测结果来调节胰岛素剂量的技能,以控制高血糖并预防低血糖的发生。开始胰岛素治疗的患者均应接受有针对性的教育以掌握胰岛素治疗相关的自我管理技能,了解低血糖发生的危险因素、症状以及掌握自救措施。

根据来源和化学结构的不同,胰岛素可分为动物胰岛素、人胰岛素和胰岛素类似物。根据作用特点的差异,胰岛素又可分为超短效胰岛素类似物、常规(短效)胰岛素、中效胰岛素、长效胰岛素、长效胰岛素类似物、预混胰岛素、预混胰岛素类似物以及双胰岛素类似物。胰岛素类似物与人胰岛素相比控制血糖的效能相似,但在模拟生理性胰岛素分泌和减少低血糖发生风险方面优于人胰岛素。

德谷胰岛素和甘精胰岛素 U 300(300 U/mL)是两种新的长效胰岛素类似物。德谷胰岛素半衰期为 25 小时,作用时间为 42 小时。甘精胰岛素 U 300 半衰期为 19 小时,作用时间为 36 小时,比甘精胰岛素 U 100(100 U/mL)作用持续更长。BRIGHT 研究显示,甘精胰岛素 U 300 和德谷胰岛素在 HbA1c 降幅和低血糖风险方面是相似的。

2.起始胰岛素治疗的时机

(1)1 型糖尿病患者在起病时就需要胰岛素治疗,且需终身胰岛素替代治疗。

（2）新诊断 2 型糖尿病患者如有明显的高血糖症状、酮症或 DKA，首选胰岛素治疗。待血糖得到良好控制和症状得到显著改善后，再根据病情确定后续的治疗方案。

（3）诊断糖尿病患者分型困难，与 1 型糖尿病难以鉴别时，可首选胰岛素治疗。待血糖得到良好控制、症状得到显著改善、确定分型后再根据分型和具体病情制订后续的治疗方案。

（4）2 型糖尿病患者在生活方式和口服降糖药治疗的基础上，若血糖仍未达到控制目标，即可开始口服降糖药和胰岛素的联合治疗。通常经足量口服降糖药物治疗 3 个月后 HbA1c 仍≥7.0％时，可考虑启动胰岛素治疗。

（5）在糖尿病病程中（包括新诊断的 2 型糖尿病），出现无明显诱因的体重显著下降时，应该尽早使用胰岛素治疗。

3.起始胰岛素治疗时胰岛素制剂的选择

根据患者具体情况，可选用基础胰岛素、预混胰岛素或双胰岛素类似物起始胰岛素治疗。

（1）基础胰岛素：基础胰岛素包括中效胰岛素和长效胰岛素类似物。当仅使用基础胰岛素治疗时，保留原有各种口服降糖药物，不必停用胰岛素促泌剂。使用方法：继续口服降糖药治疗，联合中效胰岛素或长效胰岛素类似物睡前注射。起始剂量为 $0.1\sim0.2$ U·$kg^{-1}$·$d^{-1}$。HbA1c $>8.0$％者，可考虑 $0.2\sim0.3$ U·$kg^{-1}$·$d^{-1}$ 起始；BMI≥25 $kg/m^2$ 者在起始基础胰岛素时，可考虑$0.3$ U·$kg^{-1}$·$d^{-1}$ 起始。根据患者空腹血糖水平调整胰岛素用量，通常每 $3\sim5$ 天调整 1 次，根据血糖水平每次调整 $1\sim4$ U 直至空腹血糖达标。基础胰岛素的最大剂量可为 $0.5\sim0.6$ U·$kg^{-1}$·$d^{-1}$。如 3 个月后空腹血糖控制理想但 HbA1c 不达标，或每天基础胰岛素用量已经达到最大剂量血糖仍未达标，应考虑调整胰岛素的治疗方案。

（2）预混胰岛素：①预混胰岛素包括预混人胰岛素和预混胰岛素类似物。根据患者的血糖水平，可选择每日 $1\sim2$ 次的注射方案。当 HbA1c 比较高时，使用每日 2 次的注射方案。②每日 1 次预混胰岛素：起始的胰岛素剂量一般为 $0.2$ U·$kg^{-1}$·$d^{-1}$，晚餐前注射。根据患者空腹血糖水平调整胰岛素用量，通常每 $3\sim5$ 天调整 1 次，根据血糖水平每次调整 $1\sim4$ U 直至空腹血糖达标。③每日 2 次预混胰岛素：起始的胰岛素剂量一般为 $0.2\sim0.4$ U·$kg^{-1}$·$d^{-1}$，按 1∶1 的比例分配到早餐前和晚餐前。根据空腹血糖和晚餐前血糖分别调整晚餐前和早餐前的胰岛素用量，每 $3\sim5$ 天调整 1 次，根据血糖水平每次调整的剂量为 1～

4 U,直到血糖达标。④1 型糖尿病在蜜月期阶段,可短期使用预混胰岛素每日 2～3 次注射。预混胰岛素不宜用于 1 型糖尿病的长期血糖控制。

（3）双胰岛素类似物:目前上市的双胰岛素类似物只有德谷门冬双胰岛素 （IDegAsp）,该药一般从 0.1～0.2 U·kg$^{-1}$·d$^{-1}$ 开始,于主餐前注射,根据空腹血糖水平调整剂量直至达标。肥胖或 HbA1c ＞8.0％的患者,可选择更高剂量起始。德谷门冬双胰岛素每天 1 次治疗,剂量达到 0.5 U·kg$^{-1}$·d$^{-1}$ 或 30～40 U餐后血糖仍控制不佳,或患者每天有两次主餐时,可考虑改为每天注射 2 次。

### 4.多次皮下注射胰岛素

在胰岛素起始治疗的基础上,经过充分的剂量调整,如患者的血糖水平仍未达标或出现反复的低血糖,需进一步优化治疗方案。可以采用餐时＋基础胰岛素(2～4 次/天)或每日 2～3 次预混胰岛素类似物进行胰岛素强化治疗。使用方法如下。

（1）餐时＋基础胰岛素:根据中餐前、晚餐前和睡前血糖水平分别调整三餐前的胰岛素用量,根据空腹血糖水平调整睡前基础胰岛素用量,每 3～5 天调整 1 次,根据血糖水平每次调整的剂量为 1～4 U,直至血糖达标。开始使用餐时＋基础胰岛素方案时,可在基础胰岛素的基础上采用仅在一餐前(如主餐)加用餐时胰岛素的方案。之后根据血糖的控制情况决定是否在其他餐前加用餐时胰岛素。

（2）每日 2～3 次预混胰岛素(预混人胰岛素每日 2 次,预混胰岛素类似物每日 2～3 次):根据睡前和三餐前血糖水平进行胰岛素剂量调整,每 3～5 天调整 1 次,直到血糖达标。研究显示,在 2 型糖尿病患者采用餐时＋基础胰岛素(4 次/天)或每日 3 次预混胰岛素类似物进行治疗时,二者在 HbA1c 降幅、低血糖发生率、胰岛素总剂量和对体重的影响方面无明显差别。

### 5.胰岛素泵治疗

胰岛素泵治疗是指持续皮下胰岛素输注(CSⅡ),即采用人工智能控制的胰岛素输入装置,通过持续皮下输注的一种胰岛素给药方式;这种方式可以最大限度地模拟人体生理性胰岛素分泌模式,从而达到更好控制血糖的目的。

作为一种 CSⅡ装置,胰岛素泵原则上适用于所有需要应用胰岛素治疗的糖尿病患者,主要包括 1 型糖尿病患者、计划受孕和已孕的糖尿病妇女或需要胰岛素治疗的妊娠期糖尿病患者、需要胰岛素强化治疗的 2 型糖尿病患者,需要长期胰岛素替代治疗的其他类型糖尿病(如胰腺切除术后等)。

（1）1型糖尿病：对于每日多次皮下注射胰岛素的1型糖尿病患者，如血糖控制不佳，可以考虑改用CSⅡ。在老年1型糖尿病患者CSⅡ同样具有良好的降糖效果，并能减少低血糖发生。在儿童和青少年1型糖尿病患者，CSⅡ治疗除了在降糖方面具有优势外，尚能改善心理健康和生活质量。

（2）妊娠患者：妊娠期糖尿病、糖尿病合并妊娠及糖尿病患者做孕前准备时均可使用CSⅡ。妊娠期间使用CSⅡ治疗可以减少胰岛素用量，使母亲体重增加更少，改善HbA1c。妊娠期CSⅡ治疗对新生儿的影响尚不明确，有研究显示使用CSⅡ治疗新生儿大于胎龄儿比例较高，CSⅡ还会增加新生儿低血糖的风险。但也有研究显示CSⅡ治疗能减少新生儿并发症。

（3）2型糖尿病：在2型糖尿病患者中，长期CSⅡ治疗主要用于糖尿病病程较长、血糖波动大，虽每日多次胰岛素皮下注射，血糖仍无法得到平稳控制者；黎明现象严重导致血糖总体控制不佳者；频发低血糖，尤其是夜间低血糖、无感知低血糖和严重低血糖者。

（4）2型糖尿病患者的短期胰岛素强化治疗：对于下列患者，CSⅡ是短期胰岛素强化治疗最有效的方法之一。包括HbA1c$\geqslant$9.0％或空腹血糖$\geqslant$11.1 mmol/L，或伴明显高血糖症状的新诊断2型糖尿病患者；具有一定病程，已经使用两种或两种以上口服降糖药联合治疗但血糖仍明显升高（HbA1c$\geqslant$9.0％），或已起始胰岛素治疗且经过充分的剂量调整血糖仍未达标（HbA1c$\geqslant$7.0％）者，可实施短期胰岛素强化治疗，而对于新诊断2型糖尿病患者，采用短期CSⅡ强化治疗，有助于解除患者的高糖毒性，恢复其胰岛功能，达到临床缓解，有学者报道1年的临床缓解率约为50％。

（5）围手术期：短期CSⅡ可用于围手术期患者，围手术期糖尿病患者使用CSⅡ治疗后，相比使用胰岛素皮下注射者，不仅血糖控制更好，同时能显著降低术后感染率、促进伤口愈合、缩短住院时间。

### 6.短期胰岛素强化治疗

1型糖尿病患者一般需要多次皮下注射胰岛素或CSⅡ，即需要长期的胰岛素强化治疗。对于HbA1c$\geqslant$9.0％或空腹血糖$\geqslant$11.1 mmol/L伴明显高血糖症状的新诊断2型糖尿病患者，可实施短期胰岛素强化治疗，治疗时间在2周至3个月为宜，治疗目标为空腹血糖4.4～7.0 mmol/L，非空腹血糖＜10.0 mmol/L，可暂时不以HbA1c达标作为治疗目标。短期胰岛素强化治疗方案可以采用多次皮下注射胰岛素、每日2～3次预混胰岛素或CSⅡ。如果采用的是多次皮下注射胰岛素方案，血糖监测方案需每周至少3天，每天3～4个时间点。根据中餐前、晚餐前和睡前血糖水平分别调整早、中、晚餐前的胰岛素用量,根据空腹血糖水平调整睡前基础胰岛素用量,每 3～5 天调整 1 次,每次调整的胰岛素剂量为1～4 U,直到血糖达标。如果采用的是每日 2～3 次预混胰岛素,血糖监测方案需每周至少 3 天,每天 3～4 个时间点。根据睡前和餐前血糖水平进行胰岛素剂量调整,每 3～5 天调整 1 次,根据血糖水平每次调整的剂量为 1～4 U,直到血糖达标。如果采用的是 CSⅡ,血糖监测方案需每周至少 3 天,每天 5～7 个时点。根据血糖水平调整剂量直至血糖达标。胰岛素强化治疗时应同时对患者进行医学营养及运动治疗,并加强对糖尿病患者的教育。对于短期胰岛素强化治疗未能诱导缓解的患者,是否继续使用胰岛素治疗或改用其他药物治疗,应由糖尿病专科医师根据患者的具体情况来确定。对治疗达标且临床缓解者,可以考虑定期(如 3 个月)随访监测;当血糖再次升高,即空腹血糖≥7.0 mmol/L 或餐后 2 小时血糖≥10.0 mmol/L 的患者重新起始药物治疗。

### (三)胰高糖素样肽-1 受体激动剂

GLP-1RA 通过激活 GLP-1 受体以葡萄糖浓度依赖的方式刺激胰岛素分泌和抑制胰高糖素分泌,同时增加肌肉和脂肪组织葡萄糖摄取,抑制肝脏葡萄糖的生成而发挥降糖作用,并可抑制胃排空,抑制食欲。GLP-1 受体广泛分布于胰岛细胞、胃肠道、肺、脑、肾脏、下丘脑、心血管系统、肝脏、脂肪细胞和骨骼肌等。我国上市的 GLP-1RA 依据药代动力学分为短效的贝那鲁肽、艾塞那肽、利司那肽和长效的利拉鲁肽、艾塞那肽周制剂、度拉糖肽和洛塞那肽。根据其分子结构的特点 GLP-1RA 可分为两类:与人 GLP-1 氨基酸序列同源性较低,基于美洲蜥蜴唾液多肽 Exendin-4 结构合成的如艾塞那肽、利司那肽和洛塞那肽;与人 GLP-1氨基酸序列同源性较高,基于人 GLP-1 结构,通过少数氨基酸残基替换、加工修饰得到的,如利拉鲁肽、贝那鲁肽、度拉糖肽等(贝那鲁肽为天然人 GLP-1)。GLP-1RA 可有效降低血糖,能部分恢复胰岛 β 细胞功能,降低体重,改善血脂谱及降低血压。GLP-1RA 可单独使用或与其他降糖药物联合使用。包括中国2 型糖尿病患者的多项临床研究均证实,GLP-1RA 能有效改善空腹及餐后 2 小时血糖,降低 HbA1c,降低体重。口服降糖药二甲双胍和/或磺脲类治疗失效后,加用 GLP-1RA 可进一步改善血糖。艾塞那肽联合磺脲类和/或二甲双胍与安慰剂相比可降低 HbA1c 为 0.8%,体重下降 1.1 kg。二甲双胍和/或磺脲类控制不佳的 2 型糖尿病患者加用利司那肽 20 μg/d,24 周后较安慰剂空腹血糖下降 0.48 mmol/L,餐后 2 小时血糖下降 4.28 mmol/L,HbA1c 降低 0.36%。血糖控制不佳的 2 型糖尿病患者给予度拉糖肽每周 1.5 mg 或每周 0.75 mg 单药治疗26 周,较格列美脲单药分别多降低 HbA1c 为 0.58％和 0.32％。在二甲双胍和/或磺脲类控制不佳的 2 型糖尿病患者中给予度拉糖肽每周 1.5 mg 或每周 0.75 mg 治疗 26 周,HbA1c 分别降低 1.73％和 1.33％;体重变化分别为－1.47 kg 和－0.88 kg。真实世界研究显示,贝那鲁肽治疗 3 个月后较基线体重下降 10.05 kg,空腹血糖下降 3.05 mmol/L,餐后 2 小时血糖下降 5.46 mmol/L,HbA1c 降低2.87％。二甲双胍联合洛塞那肽每周 100 μg、每周 200 μg 治疗 24 周,分别较安慰剂多降低 HbA1c 达 1.51％和 1.49％。利拉鲁肽 1.8 mg/d 较西格列汀 100 mg/d 多降低 HbA1c 0.67％,体重多下降 2.09 kg。GLP-1RA 联合胰岛素治疗能减少胰岛素剂量。利拉鲁肽联合胰岛素可使胰岛素剂量减少 66％,体重较基线降低 5.62 kg。包括全球 56 004 例患者的 7 项大型临床研究荟萃分析显示,GLP-1RA 降低 3P-MACE(心血管死亡或非致死性心肌梗死或非致死性卒中复合事件) 12％,降低心血管死亡风险 12％,减少致死性和非致死性卒中 16％,减少致死性或非致死性心肌梗死 9％,降低全因死亡风险 12％,减少因心力衰竭住院 9％,减少肾脏复合终点(新发大量蛋白尿、肾小球滤过率下降 30％、进展至终末期肾病或肾脏疾病导致死亡)17％,且未观察到严重低血糖、胰腺癌及胰腺炎风险增加。关于利拉鲁肽在糖尿病的效应和作用,心血管结局评估研究(LEADER)结果显示,在伴心血管疾病或心血管疾病风险的 2 型糖尿病患者,利拉鲁肽可以减少 3P-MACE,减少心血管疾病死亡和全因死亡风险。

### 十、2 型糖尿病患者的体重管理

超重和肥胖是 2 型糖尿病发病的重要危险因素。2 型糖尿病患者常伴有超重和肥胖,肥胖进一步增加 2 型糖尿病患者的心血管疾病发生风险。体重管理不仅是 2 型糖尿病治疗的重要环节,还有助于延缓糖尿病前期向 2 型糖尿病的进展。超重和肥胖的 2 型糖尿病患者通过合理的体重管理,不仅可以改善血糖控制、减少降糖药物的使用,其中有部分糖尿病患者还可以停用降糖药物,达到糖尿病"缓解"的状态。此外,体重管理对糖尿病患者的代谢相关指标,如血压、血脂等,同样具有改善作用。临床证据显示,体重管理可以明显改善 2 型糖尿病患者的血糖控制、胰岛素抵抗和β细胞功能。超重和肥胖糖尿病患者的短期减重目标为 3～6 个月减轻体重的 5％～10％,对于已经实现短期目标的患者,应进一步制订长期(如 1 年)综合减重计划。超重和肥胖成人 2 型糖尿病患者的体重管理策略包括生活方式干预、使用具有减重作用的降糖药或减肥药、代谢手术等综合手段。

### (一)生活方式干预

针对超重和肥胖的 2 型糖尿病患者,体重减轻 3%～5%是体重管理的基本要求,亦可根据患者的具体情况,制订更严格的减重目标(如减去基础体重的 5%、7%、15%等)。可先制订半年体重管理计划,通过个人或小组形式予以干预方案,关注饮食、体育锻炼和行为等方面。通过低热量饮食,保持每周 200～300 分钟中、高强度的体育锻炼,以达到每天减少 500～750 kcal 总能量的目标。通过 6 个月的强化行为生活方式干预达到体重减轻目标的患者,应进一步制订长期(至少 1 年)的综合减重维持计划,至少每个月由医师或营养师随访 1 次,持续监测体重,跟踪饮食及运动情况。

### (二)药物治疗

超重和肥胖的糖尿病患者选择降糖药物时应当综合考虑药物对体重的影响,并尽量减少增加体重的降糖药物,部分患者可考虑应用减重药物。

#### 1.具有减重作用的降糖药

具有不同程度减重效果的降糖药物包括二甲双胍、α-糖苷酶抑制剂、钠-葡萄糖共转运蛋白-2 抑制剂(SGLT2i)、胰高糖素样肽-1 受体激动剂(GLP-1RA)。对 BMI≥27 kg/m² 的 2 型糖尿病患者,可在生活方式干预的基础上使用 GLP-1RA 等药物。

#### 2.减重药

美国食品药品监督管理局(FDA)批准了在饮食、运动、行为疗法基础上辅助体重管理的药物。这类药物也可能对 2 型糖尿病患者的血糖控制有改善作用,并能延迟糖尿病高危人群发展为 2 型糖尿病。FDA 批准的减重药包括芬特明、奥利司他(脂肪酶抑制剂)、氯卡色林(2C 型血清素受体激动剂)、芬特明/托吡酯复方片剂、纳曲酮/安非他酮复方制剂、利拉鲁肽 3.0 mg(GLP-1RA),适用于 BMI≥27 kg/m² 且患有一种或多种肥胖相关合并症(如 2 型糖尿病、高血压和血脂异常)的患者,其中国内仅批准奥利司他用于肥胖的治疗。药物治疗的前 3 个月,至少每个月应评估 1 次治疗的有效性与安全性。如果前 3 个月患者体重减轻<5%,或在任何时候存在安全性或耐受性问题,都应考虑停药,选择其他药物或治疗方法。

### (三)其他

手术治疗。

# 第八章

# 内科常见疾病康复治疗

## 第一节　慢性阻塞性肺疾病

慢性阻塞性肺疾病(简称慢阻肺)是一种具有气流受限特征的可以预防和治疗的疾病,气流受限不完全可逆、呈进行性发展,与肺部对香烟烟雾等有害气体或有害颗粒的异常炎症反应有关。患者主要以慢性反复出现的咳嗽、咳痰及气促为主要症状,同时伴有不同程度的体重下降、食欲减退、外周肌肉萎缩、精神抑郁或焦虑,合并感染时可出现咳血或咯血。临床上一般根据其肺功能结果等指标将患者分为轻、中、重与极重度,也可根据患者的症状体征将其分为稳定期与急性加重期。慢阻肺是我国主要的慢性呼吸系统疾病,部分研究显示 40 岁以上人群的发病率在 8.2%,且有资料显示其发病率还在逐年升高。

### 一、康复评定

#### (一)功能评定

1.呼吸困难评定

呼吸困难是慢阻肺患者的主要症状,也是促使患者就诊的主要因素。患者症状出现或加重大多与活动有关,但同时也受心理认知因素影响,在进行测量评定时应根据评定目的选取一维性(单纯呼吸困难程度评定)或多维性(同时评定呼吸困难自身严重程度及其对患者心理、情绪、生存质量等多方面的影响)量表。

一维性测量工具常应用于运动测试中以确定呼吸困难的程度,或在干预治疗中监测呼吸困难的变化情况。常用的工具有改良伯格呼吸困难量表(MBS)和改良医学研究委员会气短测量量表(MMRC)。两者都是由患者本人根据呼吸困难感受对症状的严重程度进行半定量评价,其中 MBS 采用"0、0.5、1~10"表示症状本身的严重程度,数值越大越严重,而 MMRC 则采用"0~4"共 5 个等级来表示患者出现呼吸困难时的活动强度,数值越大,诱导出患者症状的活动强度就越低。

多维性测量工具一般用于回顾性调查问卷中,由患者回忆某一时间段内其症状的严重程度及其影响。常用工具有基线与变化的呼吸困难指数(BDI/TDI)。该量表分别对个体的功能受损程度(日常活动量减少)、工作的大小(个体所能完成的体力活动水平)、用力的大小(可诱发出呼吸困难症状的用力程度)3 个维度的基线水平与变化情况进行测量,得分范围分别为"0~12"及"−9~+9",分值越低说明患者基础情况越差或病情加重越显著。除此之外,多维性测量工具还包括一些生存质量评定工具,如圣乔治医院呼吸问卷(SGRQ),量表由受试者自行完成,包括 53 道问题,涵盖个体的症状、活动、影响及整体评价 4 个维度。

2.运动功能评定

主要通过心肺运动试验(CPET)、6 分钟步行试验(6MWT)、运动平板试验、自感劳累分级(RPE)等来评定患者的运动功能。

3.营养状态的评价

临床常用指标:①理想体重百分比(%),理想体重百分比(%)=(实测体重/理想体重)×100%。②三头肌皮肤皱褶厚度(TSF),反映人体脂肪储备情况。实测值/群体理想值(男125 mm,女 165 mm)的百分比,为评估营养不良程度的参考指标之一。③臂肌围,可大体反映人体主要肌肉组织情况。臂肌围=臂围−[0.314×三头肌皮肤皱褶厚度]。④肌酐身高指数,人体 24 小时肌酐排泄量与肌肉组织相关。肌酐指数=实测 24 小时尿肌酐(mg)/理想值(mg)×100。⑤内脏蛋白与血浆蛋白,血清蛋白:低于 35 g/L 提示内脏蛋白空虚。半衰期长,不能及时反映营养变化。血清转铁蛋白:正常 2~4 g/L,半衰期 4~5 天,能较敏感反应内脏蛋白动态。血清前清蛋白及视黄醇结合蛋白:均能快速反应营养动态变化。⑥免疫功能低下,常见淋巴细胞计数减少、迟发型皮肤过敏试验减弱甚至阴性。

**(二)结构评定**

在根据病情选择 X 线、CT、MRI、骨密度或者超声检查等不同方法检查病变关节的结构异常的具体情况。

**(三)活动评定**

慢阻肺患者的活动受限主要与心肺通气及换气功能异常、呼吸氧耗增加、外周肌肉氧利用障碍等多种因素有关,主要表现为活动耐受能力降低。在活动评定时,除参见本书相关内容的方法外,还可同时记录患者在日常生活活动中的呼吸困难程度,如本田厚瑞提出的日常生活能力-呼吸困难感觉评价表。

**(四)参与评定**

慢阻肺结构异常、功能障碍及活动受限可限制其职业、社会交往及休闲娱乐等社交活动,并降低患者生存质量。

**二、康复诊断**

**(一)功能障碍**

(1)运动功能障碍。

(2)心理功能障碍。

**(二)结构异常**

桶状胸、辅助呼吸肌募集增加、肺含气量增加、四肢肌肉萎缩等。

**(三)活动受限**

慢阻肺导致日常生活活动不同程度受限,涉及患者的基础和工具性日常生活能力。

**(四)参与受限**

**1.职业受限**

患者多为中老年人,且起病年龄有年轻化趋势,对其职业活动造成一定困扰。

**2.社会交往受限**

运动受限与需在公共场合使用药物等因素都可能影响其社会交往,如朋友聚会。

**3.休闲娱乐受限**

上肢活动更容易引起患者呼吸困难症状加重,因此其休闲娱乐活动受限更明显。

**4.生存质量下降**

由于症状的反复出现、渐行加重,对患者生理与心理造成不良影响,其生存质量下降显著。

### 三、康复治疗

近期目标:缓解呼吸困难,提高运动耐受性,纠正异常呼吸方式,提高呼吸道廓清能力。

远期目标:延缓疾病进展,减少急性发作次数,纠正患者不良生活方式及异常心理状态,提高生存质量。

#### (一)物理治疗

**1.物理因子治疗**

物理因子具有促进肺部渗出吸收、改善局部循环、减轻局部炎症反应、增强免疫力等作用。常用疗法包括胸部超短波治疗,采用无热量或低热量,电极胸部前后对置,治疗时间为 10～15 分钟,每天 1 次,连续 7～10 天。也可采用紫外线穴位照射疗法,选取天突、膻中穴等,予红斑量照射,每周 2 次,10～20 次为 1 个疗程。

**2.运动疗法**

有氧运动能提高患者体能,增强呼吸困难的耐受性,并改善患者心理障碍,增强对抗疾病信心。肢体抗阻运动还能改善肢体肌肉萎缩、肌力下降等病理改变。

**3.呼吸训练**

吸气肌抗阻训练可提高呼吸肌力量与耐力,减少呼吸肌疲劳,降低呼吸衰竭发生率。另外,呼吸反馈训练可有效地引导患者重建生理性呼吸方式,减少呼吸相关氧耗量与做功,有效地缓解其症状。

**4.呼吸道廓清指导**

无效咳嗽不仅不利于呼吸道分泌物廓清,还可能加重患者呼吸困难症状。治疗师可采取体位引流、胸部叩拍与震颤、辅助咳嗽等多种方式改善患者廓清能力。

#### (二)作业治疗

在对慢阻肺患者实施作业治疗时,应重视能量节约技术的指导,让患者分次完成日常生活、工作,避免症状的急性加重。

#### (三)心理治疗

对有焦虑抑郁情绪的患者,要进行心理疏导与心理支持。

## （四）药物治疗

在稳定期内，一般采用 β 受体激动剂、M 受体阻滞剂、茶碱类药物及吸入性激素等控制症状，合并低氧血症者应予长期家庭氧疗。如出现急性加重症状或合并感染，应根据感染源联合使用抗菌药物。

# 第二节　冠状动脉粥样硬化性心脏病

## 一、概述

### （一）定义

冠状动脉粥样硬化性心脏病（简称冠心病）是由于血脂增高致使冠状动脉壁脂质沉积形成粥样硬化斑块，逐步发展为血管狭窄乃至闭塞。粥样斑块脱落可以造成突然血管闭塞和心肌梗死。病理生理核心是心肌耗氧和供氧失平衡。冠心病是最常见的心血管疾病之一，目前我国年发病率为 120/10 万人口，年平均死亡率男性为 90.1/10 万，女性为 53.9/10 万。随着人民生活水平提高，期望寿命延长和膳食结构改变，我国冠心病发病率和死亡率正在继续升高。冠心病康复医疗是临床治疗的基本组成部分。

### （二）临床诊断

1.心绞痛

以发生于胸痛、颌部、肩部、背部或手臂的不适感为特征的临床综合征，常发生于冠心病患者，但亦可发生于瓣膜性心脏病、肥厚性心肌病和控制不良的高血压患者。心绞痛分为稳定性心绞痛（劳力性心绞痛），和不稳定型心绞痛。后者分为以下亚型。

（1）静息性心绞痛：心绞痛发作于休息时，新近一周持续时间＞20 分钟。

（2）新近发作性心绞痛：首发症状两个月内出现心绞痛，严重度＞CCSC Ⅲ级。

（3）恶化性心绞痛：原心绞痛发作次数频繁，持续时间延长，或发作阈值降低，例如在首发症状后两个月内心绞痛的严重度至少增加了一个 CCSC 等级。

2.急性心肌梗死（AMI）

诊断必须具备下列 3 条中的 2 条：①缺血性胸痛病史；②心电图动态演变；③血清心肌坏死标志物浓度的动态改变。

3.急性冠脉综合征（ACS）

ACS 包括不稳定性心绞痛、非 Q 波心肌梗死和 Q 波心肌梗死，可分为 ST 段抬高的和 ST 段不抬高两类。诊断标准如下。

（1）ST 段抬高的 ACS：缺血性胸痛≥30 分钟，服硝酸甘油不缓解，心电图至少 2 个肢体导联或相邻 2 个以上的胸前导联，ST 段抬高≥0.1 mV。

（2）ST 段不抬高的 ACS。不稳定性心绞痛的诊断：初发劳力性心绞痛或者恶化劳力性心绞痛，可有心肌缺血的客观证据。①胸痛伴 ST 段压低≥0.05 mV，或出现与胸痛相关的 T 波变化，或倒置 T 波伪改善；②既往患急性心肌梗死、行 PTCA 或冠状动脉旁路移植手术；③既往冠状动脉造影明确了冠心病的诊断；④TnT 或者 TnI 增高。ST 段不抬高的心肌梗死于不稳定性心绞痛的区别在于 CK-MB 增高是否大于或等于正常上限的 2 倍。

**（三）冠心病康复定义**

冠心病康复是指综合采用主动积极的身体、心理、行为和社会活动的训练与再训练，帮助患者缓解症状，改善心血管功能，在生理、心理、社会、职业和娱乐等方面达到理想状态，提高生活质量。同时强调积极干预冠心病危险因素，阻止或延缓疾病的发展过程，减轻残疾和减少再次发作的危险。冠心病康复涵盖心肌梗死、心绞痛、隐性冠心病、冠状动脉分流术（CABG）后和冠状动脉腔内成形术（PTCA）后等。冠心病康复治疗措施会影响其周围人群对冠心病风险因素的认识，从而有利于尚未患冠心病的人改变不良的生活方式，达到防止疾病发生的目的。所以从实质上，冠心病康复的措施可扩展到尚未发病的人群。

**（四）主要功能障碍**

1.循环功能障碍

冠心病患者心血管系统适应性下降，循环功能障碍。

2.呼吸功能障碍

长期心血管功能障碍可导致肺循环功能障碍，肺血管和肺泡气体交换效率降低，吸氧能力下降，诱发或加重缺氧症状。

3.全身运动耐力减退

机体吸氧能力减退和肌肉萎缩，限制全身运动耐力。

4.代谢功能障碍

脂质代谢和糖代谢障碍,表现为血胆固醇和甘油三酯增高,高密度脂蛋白胆固醇降低。脂肪和能量物质摄入过多而缺乏运动是基本原因。缺乏运动还可导致胰岛素抵抗,除了引起糖代谢障碍外,还可促使形成高胰岛素血症和血脂升高。

5.行为障碍

冠心病患者往往伴有不良生活习惯、心理障碍等,也是影响患者日常生活和治疗的重要因素。

**(五)康复治疗分期**

1.Ⅰ期

Ⅰ期指急性心肌梗死或急性冠脉综合征住院期康复。CABG 或 PCI 术后早期康复也属于此列。发达国家此期已经缩短到 3～7 天。

2.Ⅱ期

Ⅱ期指患者出院开始,至病情稳定性完全建立为止,时间 5～6 周。由于急性阶段缩短,Ⅱ期的时间也趋向于逐渐缩短。

3.Ⅲ期

Ⅲ期指病情处于较长期稳定状态,或Ⅱ期过程结束的冠心病患者,包括陈旧性心肌梗死、稳定性心绞痛及隐性冠心病。PCI 或 CABG 后的康复也属于此期。康复程序一般为 2～3 个月,自我锻炼应该持续终身。有人将终身维持的锻炼列为第Ⅳ期。

**(六)适应证**

1.Ⅰ期

患者生命体征稳定,无明显心绞痛,安静心率(110 次/分,无心力衰竭、严重心律失常和心源性休克,血压基本正常,体温正常。

2.Ⅱ期

与Ⅰ期相似,患者病情稳定,运动能力达到 3 代谢当量(METs)以上,家庭活动时无显著症状和体征。

3.Ⅲ期

临床病情稳定者,包括:陈旧性心肌梗死,稳定型劳力性心绞痛,隐性冠心病,冠状动脉分流术和腔内成型术后,心脏移植术后;安装起搏器后。过去被列为禁忌证的一些情况如装起搏器后。过去被列为禁忌证的一些情况如病情稳定的心功能减退、室壁瘤等现正在被逐步列入适应证的范畴。

**(七)禁忌证**

凡是康复训练过程中可诱发临床病情恶化的情况都列为禁忌证,包括原发病临床病情不稳定或合并新临床病症。稳定与不稳定是相对概念,与康复医疗人员的技术水平、训练监护条件、治疗理念都有关系。此外不理解或不合作者不宜进行康复治疗。

**(八)康复治疗原理**

**1.Ⅰ期康复**

通过适当活动,减少或消除绝对卧床休息所带来的不利影响。过分卧床休息可导致:①血容量减少(心血管反馈调节机制),导致每搏量和心排血量降低,代偿性心率加快;②回心血量增加,心脏前负荷增大,心脏射血阻力相对增高,心肌耗氧量相对增加;③血流较缓慢,血液黏滞性相对增加,血栓和栓塞的概率增加;④横膈活动降低,通气及换气功能障碍,排痰困难,合并肺炎和肺栓塞的概率增加;⑤运动耐力降低;⑥胰岛素受体敏感性降低,葡萄糖耐量降低;⑦患者恐惧和焦虑情绪增加,肾上腺皮质激素分泌增高。

**2.Ⅱ期康复**

设立Ⅱ期康复是基于心肌梗死瘢痕形成需要 6 周左右的时间,而在心肌瘢痕形成之前,患者病情仍然有恶化的可能性,进行较大强度的运动的危险性较大。因此患者在此期主要是要保持适当的体力活动,逐步适应家庭活动,等待病情完全稳定,准备参加Ⅲ期康复锻炼。有的康复中心在Ⅱ期开始进行心电监护下的运动锻炼,其实际效益尚有待论证。

**3.Ⅲ期康复**

(1)外周效应:指心脏之外的组织和器官发生的适应性改变,是公认的冠心病和各类心血管疾病康复治疗机制。①肌肉适应性改善:长期运动训练后肌肉毛细血管密度和数量增加,运动时毛细血管开放的数量和口径增加,肌肉运动时血液-细胞气体交换的面积和效率相对增加,外周骨骼肌氧摄取能力提高,动静脉氧差增大。②运动肌氧利用能力和代谢能力改善:肌细胞线粒体数量、质量和氧化酶活性提高,骨骼肌氧利用率增强。肌细胞胰岛素受体开放数量增加,葡萄糖进入细胞的速率和数量增加,从而运动能量代谢效率改善,血流需求相对减少。③交感神经兴奋性降低,血液儿茶酚胺含量降低。④肌肉收缩机械效率提高,定量运动时能量消耗相对减少。⑤最大运动能力提高。由于定量运动时心脏负荷减轻,心肌耗氧量降低,最大运动能力相应提高。外周效应需要数周时间才能形成,停止训练则丧失,因此训练必须持之以恒。

(2)中心效应:指训练对心脏的直接作用,主要为心脏侧支循环形成,冠状动脉储备提高,心肌内在收缩性相应提高。冠状动脉狭窄或完全闭塞后所累及的部位形成侧支循环,这一现象已在临床和基础研究中得到了证实。反复心绞痛患者进展为心肌梗死的比率低于初发心绞痛者;冠状动脉狭窄程度越重,心绞痛持续时间越长,侧支循环形成量越多,发展为冠脉栓塞越少或心肌坏死的程度越轻,提示侧支循环有一定程度的心肌保护作用。慢性冠状动脉狭窄的猪模型经过运动训练后,心肌侧支循环的生成显著超过不运动对照组,与运动刺激的血管内皮生长因子(VEGF)、成纤维细胞生长因子(FGF)等的表达增加有关。长期运动训练与形成充分的侧支循环血流量直接相关。此外长期运动后,心脏舒张期延长有利于血供的进一步恢复;血液流速快偏高,有助于侧支循环的扩张,而β受体阻滞剂可抑制这一效应。当然由于人体研究的局限,运动与侧支循环形成之间的确切关系及临床价值仍需更深入的研究。

(3)危险因素控制:康复治疗的重要方面,主要包括以下几方面。①改善脂质代谢异常;②改善高血糖及糖耐量异常;③控制高血压;④改善血液高凝状态;⑤帮助戒烟。

**(九)康复疗效**

有效的康复治疗可使死亡率降低,积极参加康复锻炼者比不运动者的死亡率可以降低29%。同时致死性心肌梗死发生率也可降低。

## 二、康复评定

**(一)心电运动试验**

制订运动处方一般采用分级症状限制型心电运动试验。出院前评估则采用6分钟步行,或低水平运动试验。

**(二)超声心动图运动试验**

超声心动图可以直接反映心肌活动的情况,从而揭示心肌收缩和舒张功能,还可以反映心脏内血流变化情况,所以有利于提供运动心电图所不能显示的重要信息。运动超声心动图比安静时检查更加有利于揭示潜在的异常,从而提高试验的敏感性。检查一般采用卧位踏车的方式,以保持在运动时超声探头可以稳定地固定在胸壁,减少检测干扰。较少采用坐位踏车或活动平板方式。运动方案可以参照心电运动试验。

**(三)行为类型评定**

Friedman 和 Rosenman(1974)提出行为类型,其特征如下。

**1.A 类型**

工作主动、有进取心和雄心、有强烈的时间紧迫感(同一时间总是想做两件以上的事),但是往往缺乏耐心、易激惹、情绪易波动。此行为类型的应激反应较强烈,因此需要将应激处理作为康复的基本内容。

**2.B 类型**

平易近人、耐心、充分利用业余时间放松自己、不受时间驱使、无过度的竞争性。

## 三、康复治疗

**(一)Ⅰ期康复**

**1.康复目标**

低水平运动试验阴性,可以按正常节奏连续行走 100～200 m 或上下 1～2 层楼而无症状和体征。运动能力达到 2～3 METs,能够适应家庭生活,患者理解冠心病的危险因素及注意事项,在心理上适应疾病的发作和处理生活中的相关问题。

**2.康复方案**

以循序渐进地增加活动量为原则,生命体征一旦稳定,无并发症时即可开始。要根据患者的自我感觉,尽量进行可以耐受的日常活动(表 8-1)。此期康复一般在心脏科进行,因此,医生应该掌握。

表 8-1 冠心病Ⅰ期康复参考方案

| 活动 | 步骤 | | | | | | |
|---|---|---|---|---|---|---|---|
| | 1 | 2 | 3 | 4 | 5 | 6 | 7 |
| 冠心病知识宣教 | ＋ | ＋ | ＋ | ＋ | ＋ | ＋ | ＋ |
| 腹式呼吸 | 10 分 | 20 分 | 30 分 | 30 分×2 | — | — | — |
| 腕踝动(不抗阻) | 10 次 | 20 次 | 30 次 | 30 次×2 | — | — | — |

续表

| 活动 | 步骤 | | | | | | |
|---|---|---|---|---|---|---|---|
| | 1 | 2 | 3 | 4 | 5 | 6 | 7 |
| 腕踝动(抗阻) | — | 10次 | 20次 | 30次 | 30次×2 | — | |
| 膝肘动(不抗阻) | — | — | 10次 | 20次 | 30次 | 30次×2 | |
| 膝肘动(抗阻) | — | — | — | 10次 | 20次 | 30次 | 30次×2 |
| 自己进食 | — | | 帮助 | 独立 | 独立 | 独立 | 独立 |
| 自己洗漱 | — | | 帮助 | 帮助 | 独立 | 独立 | 独立 |
| 坐厕 | — | | 帮助 | 帮助 | 独立 | 独立 | 独立 |
| 床上靠坐 | 5分 | 10分 | 20分 | 30分 | 30分×2 | — | — |
| 床上不靠坐 | — | 5分 | 10分 | 20分 | 30分 | 30分×2 | |
| 床边坐(有依托) | — | — | 5分 | 10分 | 20分 | 30分 | 30分×2 |
| 床边坐(无依托) | — | — | — | 5分 | 10分 | 20分 | 30分 |
| 站(有依托) | — | — | 5分 | 10分 | 20分 | 30分 | |
| 站(无依托) | — | — | — | 5分 | 10分 | 20分 | 30分 |
| 床边行走 | — | — | — | 5分 | 10分 | 20分 | 30分 |
| 走廊行走 | — | — | — | — | 5分 | 10分 | 20分 |
| 下一层楼 | — | — | — | — | — | 1次 | 2次 |
| 上一层楼 | — | — | — | — | — | — | 1~2次 |

帮助:指在他人帮助下完成。独立:指患者独立完成。

(1)床上活动:从床上的肢体活动开始,包括呼吸训练。肢体活动一般从远端肢体活动开始,从不抗地心引力的活动开始,强调活动时呼吸自然、平稳。没有任何憋气和用力的现象。然后逐步开始抗阻活动,例如,捏气球、皮球,或拉皮筋等,一般不需要专用器械。吃饭、洗脸、刷牙、穿衣等日常生活活动可以早期进行。

(2)呼吸训练:呼吸训练主要指腹式呼吸,要点是吸气时腹部浮起,膈肌尽量下降;呼气时腹部收缩,把肺的气体尽量排出。呼气与吸气之间要均匀、连贯、缓慢,但不可憋气。

(3)坐位训练:坐位是重要的康复起始点。开始坐时可以有靠背或将床头抬高。有依托坐的能量消耗与卧位相同,直立的心脏负荷低于卧位。

(4)步行训练:步行训练从床边站立开始,然后床边步行。开始时最好进行若干次心电监护活动。要特别注意避免上肢高于心脏水平的活动。此类活动的心脏负荷增加很大,常是诱发意外的原因。

(5)排便:患者排便务必保持通畅。最关键的要素是调整饮食结构,多吃高纤维素的食物和足够的水分。在床边放置简易坐便器,让患者坐位大便,其心脏负荷和能量消耗均小于卧床,也比较容易排便。

(6)上楼:上楼的运动负荷主要取决于上楼的速度。一般每上一级台阶可以稍事休息,以保证没有任何症状。

(7)心理康复与常识宣教:患者急性发病后,往往有显著的焦虑和恐惧感。护士和康复治疗师必须安排对于患者的医学常识教育,使其理解冠心病的发病特点,注意事项和预防再次发作的方法。特别强调戒烟、低脂低盐饮食、规律的生活、个性修养等。

(8)康复方案调整与监护:如果患者在训练过程中没有不良反应,运动或活动时心率增加<10次/分,次日训练可以进入下一阶段。运动中心率增加在20次/分左右,则需要继续同一级别的运动。心率增加超过20次/分,或出现任何不良反应,则应该退回到前一阶段运动,甚至暂时停止运动训练。为了保证活动的安全性,可以在医学或心电监护下开始所有的新活动。在无任何异常的情况下,重复性的活动不一定要连续监护。

(9)出院前评估及治疗策略:患者达到训练目标后可以安排出院。患者出现并发症或运动试验异常者则需要进一步检查,并适当延长住院时间。

(10)发展趋势:由于患者住院时间日益缩短,国际上主张 3～5 天出院。早期康复治疗不要遵循固定的模式。

**(二)Ⅱ期康复**

**1.康复目标**

逐步恢复一般日常生活活动能力,包括轻度家务劳动、娱乐活动等。运动能力达到 4～6 METs,提高生活质量。对体力活动没有更高要求的患者可停留在此期。此期在患者家庭完成。

**2.康复方案**

散步,医疗体操,气功,家庭卫生,厨房活动,园艺活动或在邻近区域购物,活动强度为40%～50%$HR_{max}$,RPE 不超过 13～15。一般活动无须医务监测;较大强度活动时可用远程心电图监护系统监测。无并发症的患者可在家属帮助下逐步过渡到无监护活动。可以参考Ⅱ期康复程序(表 8-2)。所有上肢超过心脏平面的活动均为高强度运动,应该避免或减少。日常生活和工作时应采用能量节约策略,比如制订合理的工作或日常活动程序,减少不必要的动作和体力消耗等,以尽可能提高工作和体能效率。每周需要门诊随访一次。任何不适均应暂停运动,及时就诊。

表 8-2　冠心病Ⅱ期康复参考方案

| 活动内容 | 第一周 | 第二周 | 第三周 | 第四周 |
| --- | --- | --- | --- | --- |
| 门诊宣教 | 1 次 | 1 次 | 1 次 | 1 次 |
| 散步 | 15 分钟 | 20 分钟 | 30 分钟 | 30 分钟×2 次 |
| 厨房工作 | 5 分钟 | 10 分钟 | 10 分钟×2 次 | 10 分钟×3 次 |
| 看书或电视 | 15 分钟×2 次 | 20 分钟×2 次 | 30 分钟×2 次 | 30 分钟×3 次 |
| 降压舒心操 | 保健按摩学习 | 保健按摩×1 次 | 保健按摩×2 次 | 保健按摩×2 次 |
| 缓慢上下楼 | 1 层×2 次 | 2 层×2 次 | 3 层×1 次 | 3 层×2 次 |

### (三)Ⅲ期康复

**1.康复目标**

巩固Ⅱ期康复成果,控制危险因素,改善或提高体力活动能力和心血管功能,恢复发病前的生活和工作。此期可以在康复中心完成,也可以在社区进行。

**2.基本原则**

(1)个体化:因人而异地制订康复方案。

(2)循序渐进:遵循学习适应和训练适应机制。学习适应指掌握某一运动技能时由不熟悉至熟悉的过程,是一个由兴奋、扩散、泛化,至抑制、集中、分化的过程,是任何技能的学习和掌握都必须经历的规律。训练适应是指人体运动效应提高由小到大、由不明显到明显、由低级到高级的积累发展过程。

(3)持之以恒:训练效应是量变到质变的过程,训练效果的维持同样需要长期锻炼。运动训练没有一劳永逸的效果,训练效应在停止训练后消失。

(4)趣味性:兴趣可以提高患者参与并坚持康复治疗的主动性和顺应性。采取群体形式、穿插活动性游戏等是常用的方法。

(5)全面性:冠心病患者往往合并其他脏器疾病和功能障碍,同时患者也常有心理障碍和工作/娱乐、家庭/社会等诸方面的问题,因此冠心病的康复绝不仅仅是心血管系统的问题。对患者要从整体看待,进行全面康复。

**3.治疗方案**

全面康复方案包括:有氧训练、循环抗阻训练、柔韧性训练、医疗体操、作业训练、放松性训练、行为治疗、心理治疗等。在整体方案中,有氧训练是最重要的核心。本节主要介绍有氧训练的基本方法。

(1)运动方式:步行、登山、游泳、骑车、中国传统形式的拳操等。慢跑曾经是推荐的运动,但是其运动强度较大,运动损伤较常见,近年来已经不主张使用。

(2)训练形式:可以分为间断性和连续性运动。间断性运动指基本训练期有若干次高峰靶强度,高峰强度之间强度降低。优点是可以获得较强的运动刺激,同时时间较短,不至于引起不可逆的病理性改变。缺点是需要不断调节运动强度,操作比较麻烦。连续性运动指训练的靶强度持续不变,这是传统的操作方式,主要优点是简便,患者相对比较容易适应。

(3)运动量:运动量是康复治疗的核心,要达到一定阈值才能产生训练效应。合理的每周总运动量为 2.9～8.0 kJ(700～2 000 cal,相当于步行 10～32 km)。每周运动量＜2.9 kJ(每周700 cal)只能维持身体活动水平,而不能提高运动能力。运动量＞8 kJ(每周 2 000 cal)则不增加训练效应。运动总量无明显性别差异。

运动量的基本要素为强度、时间和频率。①运动强度:运动训练所必须达到的基本训练强度称之为靶强度,可用心率($HR_{max}$)、心率储备、最大吸氧量($VO_{2\,max}$)、METs、RPE 等方式表达。靶强度与最大强度的差值是训练的安全系数。靶强度一般为 40％～85％ $VO_{2\,max}$ 或 METs,或 60％～80％ HR 储备,或70％～85％ $HR_{max}$。靶强度越高,产生心脏中心训练效应的可能性就越大。②运动时间:指每次运动锻炼的时间。靶强度运动一般持续 10～60 分钟。在额定运动总量的前提下,训练时间与强度成反比。准备活动和结束活动的时间另外计算。③训练频率:指每周训练的次数。国际上多数采用每周 3～5 天的频率。④合适运动量的主要标志:运动时稍出汗,轻度呼吸加快但不影响对话,早晨起床时感舒适,无持续的疲劳感和其他不适感。

(4)训练实施:每次训练都必须包括准备、训练和结束活动。①准备活动:目的是预热,即让肌肉、关节、韧带和心血管系统逐步适应训练期的运动应激。运动强度较小,运动方式包括牵伸运动及大肌群活动,要确保全身主要关节和肌肉都有所活动,一般采用医疗体操、太极拳等,也可附加小强度步行。②训练活动:指达到靶训练强度的活动,中低强度训练的主要机制是外周适应作用,高强度训练的机制是中心训练效应。③结束活动:主要目的是冷却,即让高度兴奋的心血管应激逐步降低,适应运动停止后血流动力学改变。运动方式可以与训练方式相同,但强度逐步减小。充分的准备与结束活动是防止训练意外的重要环节(训练心血管意外75％均发生在这两个时期),对预防运动损伤也有积极的作用。

(5)注意事项:①选择适当的运动,避免竞技性运动。②只在感觉良好时运动。感冒或发热症状和体征消失2天以上再恢复运动。③注意周围环境因素对运动反应的影响,包括:寒冷和炎热气候要相对降低运动量和运动强度,避免在阳光下和炎热气温时剧烈运动(理想环境:温度4～28 ℃,风速＜7 m/s);穿戴宽松、舒适、透气的衣服和鞋;上坡时要减慢速度。饭后不做剧烈运动。④患者需要理解个人能力的限制,应定期检查和修正运动处方,避免过度训练。药物治疗发生变化时,要注意相应调整运动方案。参加训练前应该进行尽可能充分的身体检查。对于参加剧烈运动者尽可能要先进行心电运动试验。⑤警惕症状。运动时如发现心绞痛或其他症状,应停止运动,及时就医。⑥训练必须持之以恒,如间隔4～7天以上,再开始运动时宜稍降低强度。

**4.性功能障碍及康复**

Ⅲ期康复应该将恢复性生活作为目标(除非患者没有需求)。判断患者是否可以进行性生活的简易试验有:①上二层楼试验(同时作心电监测)。通常性生活心脏射血量约比安静时高50％,这和快速上二层楼的心血管反应相似。②观察患者能否完成5～6 METs的活动,因为采用放松体位的性生活最高能耗为4～5 METs。日常生活中看精彩球赛时的心率可能会超过性生活时。在恢复性生活前应该经过充分的康复训练,并得到经治医师的认可。应该教育患者采用放松姿势和方式,避免大量进食后进行。必要时在开始恢复性生活时采用心电检测。

**5.康复锻炼与药物治疗的关系**

运动训练和药物治疗在心脏病康复中相辅相成。适当药物治疗可相对增强患者运动能力,提高训练水平和效果。运动训练效应有助于逐步减少用药量,甚至基本停止用药。药物可对患者运动时的心血管反应产生影响,因此运动训练时必须要关注药物的作用。

(1)硝酸甘油:代表药品为硝酸甘油和异山梨酯,有较强的扩血管作用,通过降低心脏前后负荷,降低心肌耗氧量,从而提高运动能力。少数患者可产生过分血管扩张,导致直立性低血压。

(2)β受体阻滞剂:可减慢心率和降低心肌收缩力,降低心肌耗氧量,从而提高运动能力。运动训练患者的心率增加受限,通常采用METs或RPE作为靶强度。

（3）钙通道阻滞剂：可降低外周血管阻力和心肌收缩性，从而降低心肌耗氧量，增强运动能力。不同钙通道阻滞剂可减慢或加快心率，应注意患者的心率反应。

（4）肾素-血管紧张素转换酶抑制剂：药物作用是抑制血管紧张度，降低血压和外周血管阻力。运动时要密切注意患者的血压反应，强调适当和充分的准备和结束活动。

# 第三节　脑　卒　中

脑卒中又称脑血管意外，是指突然发生的、由脑血液循环障碍引起的局灶性神经功能障碍，并持续时间超过 24 小时或引起死亡的临床综合征。脑卒中大致分为出血性（脑出血、蛛网膜下腔出血）和缺血性（短暂性脑缺血发作、脑血栓形成、脑梗死）两大类。

## 一、康复评定

一般采用《国际残损、残疾、残障分类（ICIDH）》的方法从患者的器官功能、生活自理能力、社会参与活动 3 个层次评定；近十余年来，国际发展趋向于采用WHO 颁布的《国际功能、残疾、健康分类（ICF）》的方法从身体结构与功能、活动与参与、个体自身因素以及环境因素的影响等多维视角了解患者的功能。

### （一）身体结构与功能

1.脑损害严重程度的评定

比较常用的有以下几种量表。

（1）格拉斯哥昏迷量表（GCS）：GCS 用以评定患者有无昏迷及昏迷严重程度。

（2）临床神经功能缺损程度：为国内 1995 年第四届脑血管病学术会议上推荐应用。简单实用，0～45 分，0～15 分为轻度神经功能缺损，16～30 分为中度神经功能缺损，31～45 分为重度神经功能缺损。

（3）美国卫生研究院脑卒中评分表（NIHSS）：是国际上使用频率最高的脑卒

中评分表,有 11 项检测内容,得分低说明神经功能损害程度轻,得分高说明神经功能损害程度重。

2.肢体运动功能评定

多采用以下几种。

(1)Brunnstrom 6 期评定评定:是脑卒中最常用的评定运动模式的一种方法。Brunnstrom 将偏瘫肢体功能的恢复过程根据运动模式的变化情况分为6 期来评价。

Brunnstrom 6 期评定是目前在国际上应用非常广泛的偏瘫评定技术之一,后续的上田敏12级运动功能评定、Fugl-Meyer 运动功能评定等均是在其基础上的拓展和细化。评定方法见表 8-3。

表 8-3　Brunnstrom 偏瘫运动功能评定

| 分期 | 上肢 | 手 | 下肢 |
|---|---|---|---|
| 1 期 | 弛缓,无随意运动 | 弛缓,无随意运动 | 弛缓,无随意运动 |
| 2 期 | 开始出现痉挛、肢体共同运动,不一定引起关节运动 | 稍出现手指屈曲 | 最小限度的随意运动,开始出现共同运动或其成分 |
| 3 期 | 痉挛显著,可随意引起共同运动,并有一定的关节运动 | 能全指屈曲,钩状抓握,但不能伸展,有时可反射性引起伸展 | ①随意引起共同运动或其成分;②坐位和立位时髋、膝、踝可协同性屈曲 |
| 4 期 | 痉挛开始减弱,出现脱离共同运动模式的分离运动:①手能置于腰后部。②上肢前屈 90°(肘伸展);③屈肘 90°,前臂能旋前、旋后 | 能侧捏及松开拇指,手指能半随意地、小范围地伸展 | 开始脱离协同运动的运动:①坐位,足跟触地,踝能背屈;②坐位,足可向后滑动,使屈膝>90° |
| 5 期 | 痉挛明显减弱,基本脱离共同运动,能完成复杂分离运动:①上肢外展 90°(肘伸展);②上肢前平举及上举过头顶(肘伸展);③肘伸展位前臂能旋前、旋后 | ①用手掌抓握,能握圆柱状及球形物,但不熟练;②能随意全指伸开,但范围大小不等 | 从共同运动到分离运动:①立位,髋伸展位能屈膝;②立位,膝伸直,足稍向前踏出,踝能背屈 |
| 6 期 | 痉挛基本消失,协调运动正常或接近正常 | ①能进行各种抓握;②全范围地伸指;③可进行单个指活动但比健侧稍差 | 协调运动大致正常:①立位髋能外展;②坐位,髋可交替地内、外旋,并伴有踝内、外翻 |

（2）Fugl-Meyer运动功能评定法：将上下肢的运动功能、平衡能力、关节活动度、感觉功能等项内容进行定量评定，是脑卒中常用的评定量表之一。评分0～2分，0分表示不能做某一动作，1分部分能做，2分充分完成。上下肢总共100分，其中上肢33项66分，下肢17项34分。得分越低表示功能障碍程度越重，得分越高运动障碍程度越轻。50分以下为患肢严重运动功能障碍，50～84分为患肢明显运动障碍，85～95分为患肢中度运动障碍，96～99分为患肢轻度运动功能障碍。

3.平衡功能评定

多采用Berg平衡量表（BBS）。

4.影像学检查

脑卒中患者不仅要根据神经系统体格检查和康复评定，判断病变的性质和程度，而且要在发病的早期选择CT、MRI或三维经颅多普勒超声检查病变的结构异常的具体情况。

**（二）活动评定**

日常生活活动（ADL）能力评定是脑卒中临床康复常用的功能评定方法，主要有Barthel指数（临床多用改良版）。

**（三）参与评定**

脑卒中结构异常、功能障碍及活动受限可影响患者的职业、社会交往及休闲娱乐，因而必然降低患者生活质量。因此，有必要对脑卒中患者进行社会参与能力的评定。

**二、康复诊断**

**（一）功能障碍**

（1）运动和感觉功能障碍：表现为偏身感觉（浅感觉和深感觉）障碍、一侧视野缺失（偏盲）和偏身运动障碍。

（2）言语吞咽功能障碍：表现为失语、构音障碍，吞咽困难等。

（3）认知功能障碍：表现为记忆力障碍、注意力障碍、思维能力障碍、失认等。

（4）心理功能障碍：表现为焦虑、抑郁等。

（5）其他功能障碍：如大小便失禁、性功能障碍等。

### (二)结构异常

**1.脑梗死**

CT扫描可显示出低密度灶,典型者呈扇形表现。该低密度灶的部位、范围与临床表现和血管分布一致。磁共振在$T_1$加权像呈现低信号,$T_2$加权像表现为高信号。数字减影脑血管造影可显示出病变的部位和血管狭窄的程度。闭塞的动脉突然中断,远端不能充盈。

**2.脑出血**

CT扫描可以清楚地显示出血的部位、范围及形态,血肿的周围有无水肿,脑室内或蛛网膜下腔是否有血液,中线结构是否向对侧移位。脑出血的急性期血肿呈高密度改变,血肿的周围为水肿带,呈低密度改变。基底节区出血易出现脑室受压、中线结构向对侧移位。

### (三)活动受限

患者的转移能力、日常生活活动能力受限。

### (四)参与受限

患者工作、娱乐、社会交往等参与社会生活的能力受限,生活质量低下。

## 三、康复治疗

### (一)确定治疗目标

**1.近期目标**

预防脑卒中后可能发生的压疮、肺部感染或吸入性肺炎、泌尿系统感染、深静脉血栓形成等并发症,改善受损的感觉、运动、语言、认知和心理等功能,改善或恢复日常生活活动能力。

**2.远期目标**

提高患者的日常生活活动能力和适应社会生活的能力,促进脑卒中患者重返社会。

### (二)物理治疗

**1.物理因子治疗**

可以应用功能性电刺激、肌电生物反馈治疗,以调整神经、肌肉的兴奋性,促进肌肉收缩和使肌肉张力趋于正常。

(1)当肌张力低下时:治疗时的电极放置在关节活动的主动肌群上,诱发肌肉收缩,产生关节活动。例如,治疗目的是改善偏瘫肩的半脱位,诱发肩部肌群的活动,电极可以放在偏瘫侧的冈上肌、三角肌的前部和中部;治疗目的是诱发上肢的伸肌活动,电极放在肱三头肌、前臂的伸肌;治疗目的是改善下肢的屈膝、踝背伸,电极放在下肢的屈膝肌群(股二头肌、半腱肌、半膜肌)和胫前肌上。

(2)当肌张力增高(痉挛)时:治疗时的电极放在关节活动的拮抗肌上,产生反方向活动。例如,上肢屈肘肌群张力增高时可以将电极放在伸肘肌群(肱三头肌)上;下肢伸肌肌张力增高时,电极可以放在屈膝肌群(腘绳肌)和踝背屈(胫前肌)上。上述电极的摆放方式可以对抗上肢的屈肌痉挛和下肢的伸肌痉挛模式。

近十余年来,基于运动控制理论的多通道功能性电刺激整合了多关节、多组肌群的协同运动,比较好地体现了功能导向治疗,越来越受到临床的关注和应用。

**2.运动治疗**

以主、被动活动关节和肌肉,鼓励患者主动参与为核心。强调的是循序渐进、由易到难。治疗体位从卧位、坐位到站立位。

**3.基于运动控制理论的治疗技术**

20世纪90年代,"脑的10年"研究为脑卒中康复提供了更新理念,基于运动控制理论的康复治疗技术不断出现,如运动再学习、强制性使用、想象疗法、镜像治疗、机器人等,更有一些将几种技术结合起来运用到脑卒中的临床康复治疗,如机器人结合功能性电刺激技术。这些基于运动控制理论的新技术将是未来脑卒中康复治疗的发展方向。

**(三)作业治疗**

**1.日常生活活动训练**

包括以下几个方面。

(1)穿衣活动:穿脱衣服、鞋袜等,穿衣时先穿患肢,脱衣时先脱健肢的顺序训练,同时反复训练拉上裤子和脱下裤子动作,以便独立如厕。

(2)进食活动:利用握筷或匙进食,手持杯子饮水,削苹果皮后食入。

(3)居住活动:利用房间设备,如床、车、浴缸、厕所、轮椅等,整理房间,物品的摆放,物品的移动。

(4)行动变化:改变体位、移动身体、翻身、坐起、躺下、卧位左右翻身、坐位转移、站立、坐下、步行或利用轮椅。

(5)个人卫生:应用自助具刷牙、洗脸、洗手、洗毛巾、修剪指甲、剃须等整容动作,训练自己洗浴,用厕等基本技能,可以带支具或利用特殊工具进行,逐渐练习到生活自理。

2.职业技能训练

进行适当的基本劳动或逐渐掌握工作的技巧训练,如打字、电子计算机的应用、装配机械设备、烹调、文件归档、报纸分类、绘画、书法等,使患者达到重新就业的需要。作业治疗应侧重进行应用性训练。

3.结构性作业训练

按照要求完成一件成品,如进行编织毛衣、泥塑、制陶、雕刻等作业训练。

4.娱乐性治疗

组织患者参加棋牌、音乐、舞蹈、游戏,观看书画或球赛,以及力所能及的文艺、体育活动。

**(四)言语与吞咽治疗**

对于存在言语障碍和/或吞咽障碍的患者应进行针对性的治疗。

**(五)康复辅具**

1.助行器、轮椅

可帮助患者出行,增加患者的活动范围,有利于患者接触社会,参与社会活动。

2.矫形器

可以矫正痉挛和畸形,如矫正腕关节、指关节的屈曲畸形,足下垂和足内翻畸形等。

3.康复机器人

康复机器人是近年来发展迅速的一类设备。由于此类设备是基于运动控制理论,将高科技应用到脑卒中患者功能恢复的康复治疗中。

**(六)药物治疗**

1.治疗脑梗死常用药物

在发病的早期或急性期药物治疗的作用比较明显。

(1)血小板功能抑制剂:阿司匹林、双嘧达莫、噻氯匹定。

(2)钙通道阻滞剂:尼卡地平、尼莫地平、氟桂利嗪。

(3)脑代谢活化剂:ATP、细胞色素 C、辅酶 A、胞磷胆碱、吡拉西坦等。

2.治疗脑出血常用药物

甘露醇、山梨醇、复方甘油注射液、尿素、高渗葡萄糖、血清蛋白等。

**(七)心理治疗**

对存在焦虑、抑郁的患者,医师、治疗师和护士为患者实施治疗或交流时要针对具体情况进行心理疏导与心理支持,对已经形成心理疾病的患者要及时请精神科或心理科会诊。

# 第四节  帕 金 森 病

帕金森病(PD)又名震颤麻痹,是一种常见的神经系统变性疾病。临床上以静止性震颤、运动迟缓、肌强直和姿势平衡障碍为主要特征。近年来人们越来越多地注意到嗅觉减退、抑郁、便秘、疼痛、视幻觉和睡眠障碍等非运动症状,对患者生活质量的影响甚至超过运动症状。PD 多见于中老年人,我国 65 岁以上人群总体患病率约为 1.7%,男性稍高于女性,患病率随年龄增加而升高。

**一、康复评定**

**(一)功能评定**

1.感觉功能评定

部分 PD 患者后期会出现疼痛,一般采用视觉模拟评分法评定。

2.运动功能评定

对受累关节的活动度、肌力及肌张力等进行评定。

3.平衡与协调功能评定

平衡功能多采用 Berg 平衡量表、行走测验来评定;协调功能主要通过神经学检查、粗大协调运动来评定。

4.步态分析

在疾病早期,患者表现为走路时患侧上肢摆臂幅度减小或消失,下肢拖拽随病情建站,步伐逐渐变小变慢。

5.心理功能评定

由于 PD 患者存在明显的运动障碍及非运动症状,易产生焦虑、抑郁情绪,应积极进行心理功能评定。

**(二)结构评定**

目前提出 PD 两大病理特征为:一是黑质多巴胺能神经元及其他含色素的神经元大量丢失,尤其是黑质致密区多巴胺能神经元丢失最严重;二是在残留的神经元胞质内出现嗜酸性包涵体,即路易小体。一般的辅助检查多无异常改变。可选择头颅 MRI 检查等方法明确结构异常的具体情况。

**（三）参与评定**

主要评定近 1～3 个月的社会活动现状、职业、学习能力、社会交往、休闲娱乐及生存质量等。

**（四）其他综合评定**

统一 PD 评定量表（UPDRS）内容包括：Ⅰ精神行为和情绪，Ⅱ日常生活活动，Ⅲ运动检查，Ⅳ治疗的并发症，Ⅴ改良 Hoehn-Yahr 分级量表，Ⅵ Schwab&英格兰日常生活活动量表。评分越高说明功能障碍程度越重，反之较轻。

## 二、康复诊断

本病临床主要功能障碍表现为以下 4 个方面。

**（一）功能障碍**

1.运动功能障碍

主要表现为强直、少动、震颤、姿势反应障碍。

2.平衡功能障碍

主要表现为慌张步态、易跌倒。

3.吞咽功能障碍

在口腔准备期、口腔期、咽期、食管期均可出现障碍。

4.构音功能障碍

属于运动过弱型构音障碍。

5.脑高级功能障碍

主要表现为记忆力、注意力、知觉不同程度降低，信息处理过程能力低下。

6.心理功能障碍

主要表现为焦虑、抑郁情绪，后期可出现精神病性症状如幻觉。

**（二）结构异常**

血-脑脊液常规检查均无异常，脑脊液中的高香草酸（HVA）含量可降低。头颅 CT 一般正常，MRI 可见黑质变薄或消失，1/3 病例 $T_1$ 加权像可见脑室周围室管膜 $T_1$ 区帽状影像。嗅觉测试可发现早期患者的嗅觉减退。以 $^{18}$F-多巴作示踪剂行多巴摄取功能 PET 显像可显示多巴胺递质合成减少。

### (三)活动受限

**1.基础性日常生活活动能力受限**

主要表现为吃饭、如厕、穿衣、洗澡、家务及修饰等活动受到不同程度限制。

**2.工具性日常生活能力受限**

准备食物、购物、交通工具使用等不同程度受限。

### (四)参与受限

(1)生存质量下降。

(2)社会交往受限。

(3)休闲娱乐受限。

(4)职业受限:随病情进展程度不同,对其所在职业产生影响,使其不得不换岗或离岗。

## 三、康复治疗

近期目标:保持主、被动关节活动度,加强重心转移和平衡反应能力,增强姿势稳定性和运动灵活性,促进运动协调功能,提高运动耐力,改善基础性和工具性日常生活活动能力,提高生活质量。

远期目标:预防和减少继发性损伤,维持 ADL 能力,改善社会参与能力,提高生命质量。

### (一)物理治疗

**1.物理因子治疗**

物理治疗具有缓解肌强直,改善局部血液循环,促进肢体肌力和功能恢复的作用,包括水疗、热疗、冷疗、离子导入治疗、神经肌肉电刺激治疗、肌电生物反馈治疗等。

**2.非侵入性脑刺激治疗**

重复经颅磁刺激(rTMS)高频刺激 PD 患者 M1 区或前额叶背外侧区可促进多巴胺释放,改善运动症状。

**3.运动治疗**

主要针对四大运动障碍即震颤、肌强直、运动迟缓和姿势与平衡障碍的康复,以及对肌萎缩、骨质疏松、心肺功能下降、驼背、周围循环障碍、压疮、直立性低血压等继发性功能障碍的预防。

(1)训练原则:抑制异常运动模式,主动地参与治疗,充分利用视、听反馈,避免疲劳、抗阻运动。

（2）训练内容：包括松弛训练、关节活动度训练、平衡训练、姿势训练、往复训练、步态训练、面肌训练、呼吸功能训练等。

（3）维持治疗：医疗体操是有益的,包括面肌体操、头颈部体操、肩部体操、躯干体操、上肢体操、手指体操、下肢体操、步伐体操、床上体操、呼吸体操等。

### （二）作业治疗

#### 1.日常生活活动能力训练

早期可以实施:①进食穿衣;②如厕;③脱衣服;④修饰;⑤移动和转移(包括:坐-起转移、床上转移、上下楼梯)。后期随病情发展,应最大限度地维持原有的功能和活动能力,加强日常活动的监督和安全性防护,提供简单、容易操作、省力的方法完成各种活动。

#### 2.认知功能训练

以提高记忆力、注意力、知觉能力为主。

#### 3.环境改造

对居住场所进行相应的无障碍设计和改造,防止跌倒。

### （三）吞咽功能障碍训练

治疗方法包括吞咽协调性的训练、舌控训练、K 点刺激、低频电刺激等。

### （四）构音障碍训练

PD 患者属于运动过弱型构音障碍,主要表现为音量降低、语调衰减、单音调、音质变化、语速慢、难以控制的重复、模糊发音。治疗方法包括面肌训练、呼吸功能训练、舌控训练等。

### （五）心理治疗

通过访谈及问卷筛查,对一般心理问题患者,要进行心理疏导与心理支持治疗。对具有明显焦虑、抑郁情绪的严重心理问题以及出现幻觉等精神病性症状患者,要及时请心理卫生中心会诊,协助诊疗。

### （六）药物治疗

药物治疗是 PD 最主要的治疗手段,主要包括保护性治疗延缓疾病的发展和症状性治疗改善患者症状,前者可以选择单胺氧化酶 B 型抑制剂(如司来吉兰),后者可以选择非麦角类 DR 激动剂（如普拉克索）、复方左旋多巴、金刚烷胺、苯海索等联合用药。对于严重精神障碍患者,经调整抗 PD 药物无效者,可酌情加用非经典抗精神病药(如氯氮平、奥氮平等)。

# 参考文献

［1］金琦.内科临床诊断与治疗要点［M］.北京:中国纺织出版社,2021.

［2］刘春辉.常见内科疾病诊疗［M］.北京:中国纺织出版社,2020.

［3］焉鹏.消化内科疑难病例解析［M］.济南:山东科学技术出版社,2022.

［4］魏红.现代实用内科疾病诊疗［M］.北京:科学技术文献出版社,2020.

［5］徐玉生.现代内科疾病诊疗思维［M］.北京:科学技术文献出版社,2020.

［6］赵粤.现代临床内科疾病诊疗［M］.北京:科学技术文献出版社,2020.

［7］周光耀.实用内科疾病诊疗技术［M］.天津:天津科学技术出版社,2020.

［8］王桥霞.临床内科疾病诊疗［M］.北京:科学技术文献出版社,2020.

［9］付蓉,王邦茂.内科疾病疑难病例精解［M］.上海:上海科学技术献出版社,2022.

［10］徐玮,张磊,孙丽君,等.现代内科疾病诊疗精要［M］.青岛:中国海洋大学出版社,2021.

［11］曾湘良.神经内科疾病诊疗指南［M］.天津:天津科学技术出版社,2020.

［12］王佳宏.内科疾病诊疗与临床检验［M］.天津:天津科学技术出版社,2020.

［13］胡春荣.神经内科常见疾病诊疗要点［M］.北京:中国纺织出版社,2022.

［14］刘兵.临床内科疾病诊断与治疗［M］.北京:科学技术文献出版社,2020.

［15］黄峰.实用内科诊断治疗学［M］.济南:山东大学出版社,2021.

［16］王军燕.新编临床内科疾病诊疗学［M］.天津:天津科学技术出版社,2020.

［17］何靖.现代内科疾病诊疗思维与新进展［M］.北京:科学技术文献出版社,2020.

［18］马路.实用内科疾病诊疗［M］.济南:山东大学出版社,2022.

［19］詹庆元.内科重症监护病房工作手册［M］.北京:人民卫生出版社,2022.

［20］陈云.现代临床内科疾病诊疗学［M］.长沙:湖南科学技术出版社,2020.

［21］李海霞.临床内科疾病诊治与康复［M］.长春:吉林科学技术出版社,2020.

［22］王为光.现代内科疾病临床诊疗［M］.北京:中国纺织出版社,2021.

［23］黄忠.现代内科诊疗新进展［M］.济南:山东大学出版社,2022.

［24］王晓彦.内科常见病诊治指南［M］.济南:山东大学出版社,2022.

［25］樊文星.肾内科疾病综合诊疗精要［M］.北京:科学技术文献出版社,2020.

［26］王凯.神经内科常见疾病诊疗实践［M］.天津:天津科学技术出版社,2020.

［27］张奉春,贾青,李雪梅.北京协和医院内科百年记忆［M］.北京:中国协和医科大学出版社,2022.

［28］马春丽.临床内科诊疗学［M］.长春:吉林大学出版社,2020.

［29］张春梅.新编内科临床诊疗［M］.哈尔滨:黑龙江科学技术出版社,2020.

［30］冯念苹.常见内科疾病治疗与用药指导［M］.北京:中国纺织出版社,2022.

［31］郑信景.实用心内科诊疗学［M］.哈尔滨:黑龙江科学技术出版社,2020.

［32］邱海军.实用内科临床诊疗学［M］.长春:吉林科学技术出版社,2020.

［33］于春华.神经内科常见病诊疗［M］.上海:上海交通大学出版社,2020.

［34］张雪芳.神经内科临床诊疗方法［M］.北京:科学技术文献出版社,2020.

［35］李巧春.心血管疾病诊疗研究［M］.乌鲁木齐:新疆人民卫生出版社,2020.

［36］杜云,岳志杰,李学文.不典型症状心绞痛的临床危险因素分析［J］.中西医结合心脑血管病杂志,2022,20(2):308-310.

［37］张雨辰,张雅琴.糖尿病类型及并发症的研究进展［J］.基因组学与应用生物学,2021,40(2):958-960.

［38］杨子奇,赵德喜.基于网络药理学探讨脑出血方治疗脑出血的作用机制［J］.吉林中医药,2021,41(3):363-367.

［39］汪洋,李亦梅.经皮穿刺微球囊压迫术与射频热凝术治疗原发性三叉神经痛疗效比较［J］.新乡医学院学报,2022,39(10):959-963.

［40］马菲菲,史亮.呼吸内科重症监护病房慢性阻塞性肺疾病机械通气患者应用早期肠内外营养的效果［J］.中国医学创新,2022,19(07):135-139.